Hartmut Morck
Drogenkunde für PTA

Drogenkunde

für pharmazeutisch-technische Assistenten

Hartmut Morck, Wiesbaden

6. neu bearbeitete Auflage
72 Abbildungen, 10 Tabellen

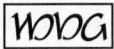

Wissenschaftliche Verlagsgesellschaft mbH Stuttgart 2003

Anschrift des Autors

Prof. Dr. Hartmut Morck
Luisenstraße 24
65185 Wiesbaden

1. bis 3. Auflage erschienen 1978 bis 1988 im Georg Thieme Verlag, Stuttgart
4. Auflage erschienen 1997 im Gustav Fischer Verlag, Stuttgart
5. Auflage erschienen 1998 in der Wissenschaftlichen Verlagsgesellschaft, Stuttgart

Die Deutsche Bibliothek – CIP Einheitsaufnahme

Bibliografische Information Der Deutschen Bibliothek
Die Deutsche Bibliothek verzeichnet diese Publikation in der Deutschen Nationalbibliografie; detaillierte bibliografische Daten sind im Internet unter http://dnb.ddb.de abrufbar.
   ISBN 3-8047-1930-9

© 2003 Wissenschaftliche Verlagsgesellschaft mbH Stuttgart
Birkenwaldstr. 44, D-70191 Stuttgart
Printed in Germany
Satz und Druck: Gulde, Tübingen
Bindung: Weber, Plüderhausen
Umschlaggestaltung: Atelier Schäfer, Esslingen

VORWORT ZUR 6. AUFLAGE

Das vorliegende Lehrbuch, das sich seit 1978 bei der Ausbildung der pharmazeutisch-technischen Assistenten (PTA) bewährt, hat mit dieser Auflage eine umfassende Überarbeitung erfahren. Einige Abbildungen wurden erneuert oder durch Abbildungen aus dem Fundus der Veröffentlichungen der Wissenschaftlichen Verlagsgesellschaft ersetzt.

Bei den Zeichnungen wurde in dieser Auflage zum Teil ganz bewusst auf Gegenzeichnungen verzichtet, da der didaktische Schwerpunkt nicht nur auf die zeichnerische Wiedergabe eines Schnittes, sondern auch auf das Erkennen, beziehungsweise das Wiedererkennen einer Pulver- oder Schnittdroge gelegt wurde. Dies soll mit dem direkten Vergleich des mikroskopischen Bildes und der Abbildung im Buch gelernt werden. Das entspricht der Apothekenpraxis, denn bei der Überprüfung einer Schnitt- oder Pulverdroge im Apothekenlabor wird die PTA keine Zeichnung anfertigen, sondern in erster Linie das Mikroskopbild mit der Beschreibung im Arzneibuch oder mit der Abbildung aus diesem Buch vergleichen.

Ansonsten wurden auch in dieser Auflage wieder die aufgenommenen Drogen nach biogenetischen Gesichtspunkten geordnet und inhaltlich unter Aufnahme der neusten Erkenntnisse besprochen.

Ich hoffe, die auszubildenden pharmazeutisch-technischen Assistenten, die Lehrkräfte, die in der Apothekenpraxis stehenden Apothekerinnen und Apotheker und das pharmazeutische Personal werden auch diese 6. Auflage der Drogenkunde als Hilfe empfinden.

Für die gute Zusammenarbeit möchte ich der Wissenschaftlichen Verlagsgesellschaft, insbesondere Herrn Dr. Eberhard Scholz vom Lektorat, danken. Mein Dank gilt aber auch allen, die mir aus der Praxis wertvolle Anregungen für die Überarbeitung gegeben haben.

Wiesbaden, im Dezember 2002
Prof. Dr. Hartmut Morck

VORWORT ZUR 1. AUFLAGE

Das vorliegende Lehrbuch versucht, in der Drogenkunde dem Auszubildenden Beziehung zwischen Theorie und Praxis zu vermitteln, indem es die Drogen nach biogenetischen Gesichtspunkten ordnet und Inhaltsstoffgruppen theoretisch abhandelt, um somit den therapeutischen Hintergrund klarer darzustellen.

Bei der Auswahl der Drogen, die auch makroskopisch und mikroskopisch untersucht wurden, wurde von der Gängigkeit der Drogen in der Apothekenpraxis ausgegangen unter besonderer Berücksichtigung der DAB 7, DAB 7/2, Nachtrag und der Ph. Eur.-Drogen. Dabei wurde bei den makroskopischen Untersuchungen bewußt auf die Beschreibung der Ganzdrogen verzichtet, da in der Apotheke meistens Schnittdrogen zur Untersuchung anstehen.

Die Pulveranalyse dagegen wurde von allen Praktikumsdrogen durchgeführt, da das Pulver durch Zerkleinerung der Schnittdroge leicht zugänglich ist und dadurch die Präparation von Querschnitten oder Längsschnitten umgangen werden kann. Bei den durchgeführten Querschnitten wurde stets das Wichtige gegengezeichnet, um einmal dem Auszubildenden eine Anleitung der Zeichentechnik zu geben und ihm zum anderen zu zeigen, dass aus einem Gesamtbild Abschnitte ausreichen, um das Charakterisierende festzuhalten.

Im Teil III des Buches sind neben einem Pulverschlüssel auch die chemischen und physikalisch-chemischen Drogenuntersuchungen in Form von Tabellen aufgeführt. Sie wurden nicht in den theoretischen Teil miteingearbeitet, da die augenblicklichen Bewegungen der Pharmakopöen-Landschaft in der Bundesrepublik Deutschland schnelle Änderungen erwarten lassen.

So sind in den Tabellen noch nicht die Ph. Eur. III-Vorschriften abgehandelt worden, da zum Zeitpunkt der Zusammenstellung der Tabellen das Ph. Eur. III in der Bundesrepublik Deutschland noch keine Gesetzeskraft besaß. Die durch die Ph. Eur. III verursachten Änderungen werden in der eventuellen nächsten Auflage verarbeitet.

In erster Linie ist dieses Buch für die Ausbildung der Pharmazeutisch-Technischen Assistenten gedacht, wobei es wünschenswert wäre, wenn es auch in der Apothekenpraxis als Nachschlagewerk Anwendung finden würde. Dem Studierenden der Pharmazie kann es nur als Repetitorium dienen oder eine Anleitung zum Praktikum sein, da das Buch nicht den Anspruch erhebt, ein Hochschullehrbuch zu sein. Für die tatkräftige Mithilfe bei der Durchführung der mikroskopischen Untersuchungen möchte ich den beiden Pharmazeutisch-Technischen-Assistentinnen Fräulein Susanne Räker und Fräulein Eva Eliadesz, für die Durchsicht und Optimierung der Zeichnungen Herrn Dipl.-Biologen Joachim Schwanbeck vom Institut für Botanik und Pharmazeutische Biologie der Universität Würzburg herzlich danken.

Für die konstruktive Kritik und die Anregungen bei der Tabellenzusammenstellung im Anhang bin ich Herrn Apotheker Dr. Buff zu Dank verpflichtet.

Dem Georg Thieme Verlag gebührt mein besonderer Dank für die gute Zusammenarbeit und die Bereitschaft, dieses Buch zu verlegen.

Heiligenhaus, August 1978
Hartmut Morck

INHALTSVERZEICHNIS

Teil II Sekundäre Stoffwechselprodukte 35

Teil III Praktische Drogenuntersuchungen 137

Weiterführende Literatur
Sachregister

ABKÜRZUNGEN

BAnz   Bundesanzeiger

DAB   Deutsches Arzneibuch 2002
DAB 6   Deutsches Arzneibuch, 6. Ausgabe, 1926
DAB 7   Deutsches Arzneibuch, 7. Ausgabe, 1968
DAC   Deutscher Arzneimittel-Codex

Ph. Eur.   Europäisches Arzneibuch, 4. Ausgabe, Grundwerk 2002

EINLEITUNG

Die Pharmazeutische Biologie (früher Pharmakognosie bezeichnet) ist neben der Pharmazeutischen Chemie, der Pharmazeutischen Technologie und der Pharmakologie sowie der Klinischen Pharmazie, die nach der neuen Approbationsordnung am 1. Oktober 2001 in den Ausbildungsplan aufgenommen wurde, eine der fünf selbstständigen wissenschaftlichen Fächer der Pharmazie.

Das Wort Pharmakognosie leitet sich aus dem Griechischen ab (pharmakon = Gift, Arzneistoff; gnosis = Kenntnis) und lässt sich wörtlich übersetzen mit „Kenntnis der Arzneistoffe". Das bedeutet, dass ursprünglich die Gesamtheit der Arzneistoffe Gegenstand der pharmakognostischen Wissenschaft war. Erst mit der Entwicklung synthetischer Heilmittel durch die sich allmählich selbstständig entwickelnde Pharmazeutische Chemie bekam der Begriff Pharmakognosie seine noch heute gültige Bedeutung als Lehre der biogenen Arzneistoffe, was durch die heute gültige Bezeichnung Pharmazeutische Biologie konkretisiert wurde. Damit sind die Gegenstände dieses wissenschaftlichen Faches der Pharmazie auf die Pflanzen (seltener auch Tiere), die aus ihnen hergestellten Drogen und deren Inhaltsstoffe beschränkt.

Aufgabe der Pharmazeutischen Biologie ist es, unter Anwendung biologischer, chemischer und physikalischer Analysenmethoden Drogen beziehungsweise Pflanzen zu untersuchen, Kenntnisse über Morphologie, Anatomie und Inhaltsstoffe zu erlangen und diese als theoretische Grundlage zur praktischen Anwendung auszunutzen. Um alle Aufgaben zu lösen, bedient sich die Pharmazeutische Biologie einer Reihe von Grundwissenschaften.

Beginn jeder Untersuchung einer Arzneipflanze ist die Beschreibung der äußeren Gestalt (**Morphologie**) und des inneren Aufbaus (**Anatomie**). Sie stellen die diagnostischen Mittel zur Wiedererkennung der Pflanze dar und ermöglichen eine systematische Einteilung der Pflanzen in das natürliche Pflanzensystem (**Taxonomie** oder **Pflanzensystematik**). Die Einteilungsgruppen dieses Systems sind nach Rang geordnet: Abteilung, Unterabteilung, Klasse, Ordnung, Familie, Gattung und Art. Oft unterliegen diese Gruppen einer weiteren Unterteilung, die zum Beispiel bei der Art zur Aufgliederung in Unterart, Varietät und Form führt, was im Zusammenhang mit Arzneipflanzen eine besondere Bedeutung erlangen kann.

Es soll dabei nicht unerwähnt bleiben, dass auch dieser Zweig, die Systematik, eine dynamische Wissenschaft ist, was sich schon darin zeigt, dass viele Arzneipflanzen im Laufe der Zeit mit verschiedenen Namen beschrieben wurden. Zur eindeutigen Bezeichnung einer Pflanze muss deshalb stets der beschreibende Autor hinzugefügt werden: zum Beispiel Adonis vernalis L. (L = Linné).

Werden neben dem morphologischen

und anatomischen Merkmalen auch chemische Verwandtschaften zur Einteilung der Pflanzen herangezogen, spricht man von **Chemotaxonomie**.

Zur genauen Beschreibung einer Arzneipflanze gehört auch die Angabe des Standortes und der geographischen Verbreitung, was die **Pflanzengeografie** vermittelt.

Während die bisher genannten Wissenschaften sich mit Gestalt, Namen und Herkunft beschäftigen, ist die Aufgabe der **Pflanzenphysiologie**, die dynamischen Vorgänge wie Funktionen und Leistungen der Pflanze zu untersuchen. Zu ihrem Aufgabenbereich gehört auch die Erforschung der Umwelteinflüsse, die unter Umständen den Gehalt der Arzneipflanzen an Wirkstoffen positiv oder negativ beeinflussen können. Außerdem interessiert es, herauszufinden, welchen Periodizitäten der Wirkstoffgehalt unterliegt, was den Zeitpunkt der Ernte bestimmt.

Eine weitere wichtige Grundwissenschaft, die in der Pharmazeutischen Biologie angewandt wird, ist die **Biochemie**.

Sie setzt sich mit den Strukturen der Inhaltsstoffe auseinander und versucht, mit den verfügbaren analytischen Methoden die Stoffwechselzusammenhänge zu klären, die zu den Wirkstoffen in den Arzneipflanzen führen. Durch die Einführung der modernen Analysentechniken und der Entwicklung der Isotopenchemie hat dieser Wissenschaftszweig in den letzten Jahrzehnten eine dominierende Rolle in der Pharmazeutischen Biologie übernommen.

Die Anwendung der **Genetik** in der Pharmazeutischen Biologie ermöglicht es, durch Auslesezüchtungen, Kombinationszüchtungen oder Mutationszüchtungen sowie durch gentechnische Verfahren und Klonen Arzneipflanzen zu züchten, die höhere Wirkstoffkonzentrationen oder höhere Ausbeuten garantieren.

Wie in der Medizin die Pathologie, so hat auch die Pharmazeutische Biologie ihre **Pflanzenpathologie**, deren Aufgabe es ist, Pflanzenkrankheiten aufzuklären und deren Bekämpfung zu erforschen.

TEIL I
PRIMÄRE
STOFFWECHSELPRODUKTE

Primäre Stoffwechselprodukte als Hauptinhaltsstoffe

Um die Vielfalt der Arzneidrogen zu ordnen, bieten sich mehrere Möglichkeiten an: Einteilung der Drogen nach der Pflanzensystematik, nach den als Drogen verwendeten Pflanzenorganen (Cortex, Flos, Fructus, Herba, Lignum, Radix, Rhizoma, Semen, Tubera), nach dem pharmakologischen Effekt, nach chemischen oder nach biogenetischen Kriterien.

In diesem Buch wurden die Drogen nach chemischen Inhaltsstoffen geordnet und dabei soweit wie möglich biogenetische Gesichtspunkte berücksichtigt. Dieses Einteilungsprinzip deckt sich in etwa mit der Einteilung nach pharmakologischen Effekten.

Die Stoffwechselprodukte der Pflanzen werden in zwei Gruppen eingeteilt:

1. **Primäre Stoffwechselprodukte.** Substanzen des Primärstoffwechsels sind solche, die im Stoffwechselgeschehen Funktionen haben, das heißt aktiv oder passiv am Stoffwechsel teilnehmen. Sie sind in allen Pflanzen vorhanden, also nicht auf einzelne Arten beschränkt. Zu den primären Stoffwechselprodukten zählen Proteine (zum Beispiel Enzyme), therapeutisch uninteressante Intermediärstoffe wie zum Beispiel Brenztraubensäure, Speicherstoffe wie die Stärken und strukturelle Zellbausteine wie die Cellulose.
2. **Sekundäre Stoffwechselprodukte.** Als Stoffe des Sekundärstoffwechsels lassen sich die Stoffe zusammenfassen, die sich aus Primärstoffen ableiten. Die frühere Auffassung, sie würden nicht mehr in den Stoffwechsel eingreifen, sondern nur ausgeschieden, lässt sich nach heutigen Erkenntnissen nicht mehr aufrecht erhalten. Auch Sekundärstoffe sind am Umsatz der Pflanzen beteiligt. Als Beleg dafür können die Konzentrationsschwankungen vieler Sekundärstoffe über einen Tag, Monat oder Jahr angesehen werden. In erster Linie dienen die Sekundärstoffe der Erhaltung der Arten: Zum Beispiel Nikotin zum Schutz vor Tierfraß oder Insektenlockstoffe als Garantie der geschlechtlichen Fortpflanzung. Der Unterschied zu den Primärstoffen liegt hauptsächlich darin, dass Sekundärstoffe nicht überall gefunden werden, sondern eine mehr oder weniger charakterisierende Verteilung innerhalb einer Pflanze beziehungsweise unter den Pflanzenfamilien aufweisen.

1. Kohlenhydrate

Zu dieser Stoffklasse, die ausschließlich Substanzen des primären Stoffwechsel zusammenfasst, gehören die im Tier- und Pflanzenreich vorkommenden Zucker, zuckerähnliche Verbindungen und deren Polymere.

Die Elementaranalyse der ersten näher untersuchten Zucker zeigte, dass diese Stoffe neben Kohlenstoff (C) die Elemente Wasserstoff (H) und Sauerstoff (O) im stöchiometrischen Verhältnis von 2:1 enthielten und der allgemeinen Summenformel $C_n (H_2O)_n$ entsprachen, was 1844 C. Schmidt dazu bewegte, diese Stoffe Kohlenhydrate zu nennen. Heute spielt diese Summenformel bei der Definition der Kohlenhydrate nur noch eine untergeordnete Rolle, da zahlreiche Zucker dieser Formel nicht entsprechen, wie zum Beispiel die Desoxyribose $C_5H_{10}O_4$, oder Zucker, die neben C, H und O Stickstoff oder Schwefel enthalten, wie zum Beispiel Glucosamin $C_6H_{13}O_5N$. Andererseits trifft diese Summenformel auch für manchen Nichtzucker zu, wie zum Beispiel Essigsäure ($C_2H_4O_2$), Milchsäure ($C_3H_6O_3$) oder Weinsäure ($C_4H_8O_4$).

Chemisch gesehen sind Kohlenhydrate Polyhydroxyaldehyde oder -ketone. Sie werden auch als Saccharide bezeichnet.

Ihren biogenetischen Ursprung haben die Kohlenhydrate in der Fähigkeit der grünen Pflanzen, mittels Chlorophyll als Katalysator Lichtenergie zu absorbieren und in chemische Energie umzuwandeln, die zur Knüpfung neuer Bindungen verwendet werden kann. Dabei wird Wasserstoff aus dem Wasser unter Freisetzung von Sauerstoff abgespalten und in einer anschließenden lichtunabhängigen Reaktion, der sogenannten Dunkelreaktion, auf das Kohlendioxid, das von der Pflanze aus der Atmosphäre aufgenommen wird, übertragen. Der Gesamtablauf dieser als Fotosynthese bezeichneten Reaktion, auch CO_2-Assimilation genannt, ist sehr komplex und kann hier nicht weiter erläutert werden. Die Photosynthese kann allerdings in eine einfache Bruttogleichung zusammengefasst werden:

$$6\ CO_2 + 12\ H_2O + 2826\ kJ \rightarrow C_6H_{12}O_6 + 6\ O_2 + 6\ H_2O$$

Diese Reaktion läuft in allen grünen autotrophen Pflanzen ab und stellt durch die Umwandlung der Lichtenergie in chemische Energie die Grundlage für die Existenz des gesamten Lebens auf der Erdoberfläche dar.

Endprodukt der Fotosynthese ist der C_6-Zucker Glucose, der von den Pflanzen nur selten gespeichert, sondern in andere komplizierter gebaute Kohlenhydrate

umgewandelt wird. Hier setzt die charakterisierende Differenzierung zwischen den einzelnen Pflanzen ein, so dass keine Art einer anderen in ihrem Kohlenhydratspektrum gleicht.

Für die Pflanzen sind die Zucker Energiespeicher und Depot für organisch gebundenen Kohlenstoff. Ein großer Teil wird zum Aufbau von Gerüstgewebe wie Cellulose, aber auch zur Bildung von Gummen und Schleimen verwendet.

Ein vollkommen andere Funktion übernehmen die Zucker bei der Bildung von Heterosiden und Glykosiden, Verbindungen eines Nichtzuckers (Aglykon oder Genin) mit einem oder mehrerer Zucker. Durch die Verknüpfung der meist lipophilen Aglyka mit Kohlenhydraten werden diese in wasserlösliche Verbindungen überführt. Damit können diese Stoffe aus dem Plasmaraum in Vakuolen ausgeschieden werden.

Ihrem Aufbau entsprechend werden die Kohlenhydrate in drei Hauptgruppen unterteilt:

1. **Monosaccharide** = einfache Zucker, die durch Hydrolyse nicht in kleine Bausteine zerlegt werden können.
2. **Oligosaccharide** = Moleküle aus zwei bis zehn Monosacchariden, die durch glykosidische Bindungen miteinander verknüpft sind.
3. **Polysaccharide** = lange lineare oder verzweigte Molekülketten aus mehr als zehn Monosacchariden.

1.1 Monosaccharide

Der empirischen Formel $C_n(H_2O)_n$ entsprechend bezeichnet man alle Verbindungen mit n = 3 oder $\rangle$ 3 als Monosaccharide. Ihr Kohlenstoffgerüst ist unverzweigt und jedes Kohlenstoffatom trägt eine Hydroxy-Gruppe bis auf eines, das zur Carbonyl-Gruppe oxidiert ist. Diese Carbonyl-Gruppe kann am Ende der Kette stehen, der Zucker ist dann ein Aldehyd und wird als Aldose bezeichnet, oder in einer anderen Position. Der Zucker ist dann ein Keton und wird zu den Ketosen eingeteilt. Die einfachsten Zucker sind die Triosen Glycerinaldehyd als Aldotriose und Dihydroxyaceton als Ketotriose.

D-Glycerinaldehyd   Dihydroxyaceton

Weitere Monosaccharide werden je nach Kettenlänge Tetrosen (C_4), Pentosen (C_5), Hexosen (C_6), Heptosen (C_7) und Octosen (C_8) bezeichnet. Die wichtigsten Zucker befinden sich in der Gruppe der Hexosen, doch müssen auch Aldopentosen als Nukleinsäurebausteine erwähnt werden.

Alle Monosaccharide mit Ausnahme des Dihydroxyacetons enthalten ein oder mehrere asymmetrische C-Atome, das heißt diese C-Atome sind optisch aktiv. Darin liegt auch die Vielzahl der Zucker begründet. Während der Glycerinaldehyd mit einem asymmetrischen C-Atom nur zwei Stereoisomeren hat, zählt man in der Reihe der Aldohexosen ($C_6H_{12}O_6$) mit vier asymmetrischen C-Atomen $2^n = 2^4 = 16$ Isomere.

D-Glycerinaldehyd   L-Glycerinaldehyd

Die Bezeichnung der Monosaccharide folgt internationalen Konventionen, die vorschreiben, dass bei Zuckern mit zwei oder mehr asymmetrischen C-Atomen die Konfiguration des von der Carbonyl-Gruppe am weitesten entfernten asymmetrischen C-Atoms mit der des D- oder L-Glycerinaldehyds verglichen wird und dem Zucker dann entweder das Präfix D- (dexter = rechts) oder L- (laevus = links) vorangestellt wird, wie zum Beispiel bei der D- oder L-Glucose.

D-Glucose   L-Glucose

Aldosen und Ketosen der L-Reihe sind, wie das Beispiel Glucose zeigt, Spiegelbilder der entsprechenden D-Zucker. Die Präfixe sagen allerdings nichts über die optische Drehung aus. So dreht zum Beispiel die D-Fructose mit $[\alpha]^{20}_D = -92°$ links, obwohl sie der D-Reihe angehört. Die Drehrichtung wird deshalb zusätzlich mit (+) oder (−) angegeben.

Das Verhalten vieler Monosaccharide in wässriger Lösung lässt erkennen, dass ein asymmetrisches C-Atom mehr enthalten sein muss, als sich aus den offenkettigen Formeln ergibt. So ändert sich der Drehwinkel einer wässrigen D-Glucoselösung von anfänglich über $90°$ auf niedrigere Werte und stellt sich nach einiger Zeit auf einen Wert von $52,7°$ ein. Diese Änderung, auch Mutarotation genannt, kann mit einer intramolekularen Reaktion der Hydroxy-Gruppe am C-Atom 5 mit der Aldehyd-Gruppe zu einem sechsgliedrigen Ring erklären.

$$R^1-OH \quad + \quad R^2-C\overset{O}{\underset{H}{\diagdown}} \quad \longrightarrow \quad R^2-\overset{OH}{\underset{H}{\overset{|}{C}}}-OR^1$$

Alkohol   Aldehyd   Halbacetal

Diese Reaktion entspricht der aus der organischen Chemie bekannten Halbacetalbildung, der Addition eines Alkohols an die Carbonyldoppelbindung. Bei einer Aldose läuft diese Reaktion intramolekular ab, was mit den realen räumlichen Verhältnissen der D-Glucose erklären lässt. Die räumliche Formel zeigt, dass die Hydroxy-Gruppe am C-Atom 5 direkt neben der Carbonyl-Gruppe steht.

Da der entstandene Ring ein neues asymmetrisches Zentrum aufweist, lassen sich zwei weitere Stereoisomere formulieren. Dieser Sachverhalt wird in der Nomenklatur dadurch festgehalten, dass bei den Zuckern der D-Reihe das stärker rechts drehende Isomere als α-Form, das stärker links drehende als β-Form bezeichnet wird. In der L-Reihe umgekehrt.

Nur Monosaccharide mit fünf oder sechs C-Atomen können stabile Ringe bilden und liegen im Kristall in der Halbacetalform vor. In der wässrigen Lösung stellt sich ein Gleichgewicht zwischen den α- und β-Isomeren ein, was sich an der Mutarotation beobachten lässt. Bei der D-Glucose besteht das Gleichgewichtsgemisch in Lösung aus etwa einem Drittel α-D-Glucose und zwei Drittel β-D-Glucose.

Die intramolekularen Halbacetalbildung bei den Zuckern führt entweder zu einem sauerstoffhaltigen Sechsring oder einem entsprechenden Fünfring, den man bevorzugt bei den Pentosen oder den Ketohexosen antrifft. Da die Sechsringe Derivate des Pyrans sind, werden sie Pyranosen bezeichnet, während die Fünfringzucker als Derivate des Furans Furanosen benannt werden.

Pyran   Furan

GLUCOSE – ANHYDRID Dextrosum anhydricum Ph.Eur.

GLUCOSE – MONOHYDRAT – Dextrosum monohydricum Ph.Eur.

Saccharum amylaceum – Traubenzucker

D-Glucose (α-D-(+)-Glucopyranose) als häufigstes Monosaccharid kommt in vielen süßen Früchten vor, wie zum Beispiel in den Weintrauben, deshalb wird es auch Traubenzucker genannt. D-Glucose ist neben der Fructose ein wesentlicher Bestandteil des Bienenhonigs und Hauptbaustein für die Oligosaccharide, die Polysaccharide und die Glykoside.

Gewinnung. Glucose wird industriell durch Hydrolyse mit verdünnter Salzsäure oder einer enzymatischen Hydrolyse aus den Stärken (= Glucosepolymere) der Kartoffel, des Mais und des Reis oder aus der Cellulose (Holzverzuckerung) hergestellt.

Verwendung. Wegen der raschen Re-

α-D-Glucose   D-Glucose   β-D-Glucose

sorption aus den oberen Darmabschnitten dient die Glucose als Energiespender bei körperlichen Anstrengungen und als Kräftigungsmittel. Daneben spielt sie eine Rolle bei der parenteralen und rektalen Ernährung sowie bei Hypoglykämie, Hypovolämie, Diarrhoe und Erbrechen. Äußerlich werden hypertone Glucosezubereitungen bei schlecht heilenden Wunden eingesetzt.

FRUCTOSE – Fructosum Ph.Eur. – Laevulose – Fruchtzucker

Fructose, wegen der Linksdrehung der Ebene des polarisierten Lichtes auch Laevulose genannt, ist eine Oxohexose. Im Kristall liegt sie als β-D-(-)-Fructopyranose vor.

β-D-(-)-Fructopyranose   β-D-(-)-Fructofuranose

Die frisch hergestellte Lösung zeigt Mutarotation von anfänglich $[\alpha]^{20}_D = -135{,}5°$ auf 92,3°. Diese Mutarotation beruht nicht nur auf der Gleichgewichtseinstellung der α- und der β-Form der Pyranose, sondern auch auf der Gleichgewichtseinstellung zwischen den Pyranose- und Furanoseformen. Letztere sollen zu 20 % bei 20 °C in wässriger Lösung vorliegen.

D-Fructose, die einzige Ketohexose in höheren Pflanzen, wird meistens in den Früchten gefunden und ist Bestandteil der Fruchtsäfte sowie neben Glucose der zweite Hauptinhaltsstoff des Honigs.

In Oligosacchariden und Polysacchariden liegt die Fructose in der Furanoseform vor. Sie ist Baustein des Disaccharids Rohrzucker, des Inulins, eines stärkeähnlichen Fructosepolymers der Asteraceae, und zahlreicher Glykoside.

Gewinnung. Die Gewinnung der D-Fructose lässt sich am einfachsten durch Hydrolyse des Inulins durchführen.

Verwendung. Die Anwendung ist ähnlich der Glucose, das heißt zur parenteralen Ernährung. Da sie in der Leber rascher Glykogen bildet als Glucose, wird sie der Glucose oft vorgezogen. Deshalb wird die D-Fructose zur Therapie von Leberintoxikationen, zur Dauertropfinfusion bei Hypoglykämie und akuter Alkoholvergiftung eingesetzt. D-Fructose besitzt eine hohe Süßkraft und benötigt zur Verstoffwechselung im Gegensatz zur Glucose keine Insulin, was sie zu einem wertvollen Zuckeraustauschstoff für Diabetiker macht. Allerdings können Diarrhöen austreten.

Von den Monosacchariden leiten sich die **Zuckeralkohole** ab, Polyalkohole, die durch Reduktion aus den Zuckern entstehen. Die Hauptvertreter, die auch pharmazeutische und pharmakologische Bedeutung haben, sind Mannitol und Sorbitol.

MANNITOL – Mannitolum Ph.Eur. – D-Mannit

D-(-)-Mannitol, früher als Mannit bezeichnet, ist in einer Vielzahl von Arten aus den Familien Oleaceae und Scrophulariaceae, aber auch in Pilzen (*Penicillium*, *Aspergillus*) und Algen als Inhaltsstoff anzutreffen und leitet sich durch Reduktion des Monosaccharids Mannose, einer Aldohexose, ab.

Eine im DAB 6 noch offizinelle Droge,

die Mannitol zu 70 bis 80 % enthält, ist Manna, der eingetrocknete Siebröhrensaft der Manna-Esche, *Fraxinus ornus* L. (Oleaceae), die hauptsächlich in Südeuropa beheimatet ist und auf Sizilien kultiviert wird.

Verwendung. Mannitol ist schwer resorbierbar und wird als mildes, osmotisch wirkendes Laxans eingesetzt. Wegen seines süßen Geschmacks wird es auch als Zuckeraustauschstoff verwendet. Als Nebenwirkung muss mit Diarrhoe gerechnet werden. In Form von Infusionslösungen findet Mannitol Anwendung in der Osmodiurese zum Beispiel bei akuten Hirn- und Lungenödemen. Mannitol dient außerdem als Hilfsstoff und Verdünnungsmittel für feste und flüssige Arzneiformen.

SORBITOL – Sortitolum Ph.Eur.

$$HOH_2C-\overset{\overset{\displaystyle OH}{|}}{\underset{\underset{\displaystyle H}{|}}{C}}-\overset{\overset{\displaystyle H}{|}}{\underset{\underset{\displaystyle OH}{|}}{C}}-\overset{\overset{\displaystyle OH}{|}}{\underset{\underset{\displaystyle H}{|}}{C}}-\overset{\overset{\displaystyle OH}{|}}{\underset{\underset{\displaystyle H}{|}}{C}}-CH_2OH$$

D-(-)- Sorbitol, früher Sorbit, ist im Pflanzenreich weit verbreitet und bis zu 10 % in den Früchten der Vogelbeeren, *Sorbus aucuparia* L., und einiger *Crataegus*-Arten, beides Rosaceae, enthalten. Sorbitol leitet sich von der D-Glucose ab, aus der es durch Reduktion synthetisiert werden kann.

Verwendung. Sorbitol ist ein viel verwendeter Zuckeraustauschstoff mit gleichem Energiegehalt wie Glucose, der aus dem Magen-Darm-Kanal langsam resorbiert und in der Leber enzymatisch in Fructose umgewandelt wird, ohne Insulin für seine Verstoffwechselung zu beanspruchen. Außerdem dient es als mildes Laxans und wird als hochprozentige Lösung intravenös zur Osmotherapie bei

Ödemen, erhöhtem Hirndruck und Glaukom eingesetzt. Pharmazeutisch-chemisch hat Sorbitol als Zwischenprodukt bei der Ascorbinsäure(Vitamin C)synthese und zur Herstellung der Sorbitanfettsäureester (Tween®) große Bedeutung. Galenisch wird Sorbitol anstelle von Glycerol in Lotionen und Salben als Hilfsstoff verarbeitet.

1.2 Oligosaccharide

Von den Oligosacchariden, die definitionsgemäß aus zwei bis zehn Monosaccharidbausteinen bestehen, haben pharmazeutisch nur Disaccharide Bedeutung.

LACTOSE – Saccharum lactis Ph.Eur. – Milchzucker

Lactose ist aus D-Galactose und D-Glucose aufgebaut. Der exakte chemische Name lautet 4-β-D-Galactopyranosyl-α-D-glucopyranose. Lactose zeigt wie die Monosaccharide Mutarotation, da die durch die Ringbildung neue Halbacetalhydroxy-Gruppe, auch glykosidische Hydroxy-Gruppe genannt, an der Glucopyranose noch frei ist und sich in das entsprechende β-Isomere umwandeln kann.

4-β-D-Galactopyranosyl-α-D-glucopyranose

Alle Zucker, bei denen noch eine solche Isomerisierung möglich ist, das heißt die noch eine frei glykosidische Hydroxy-Gruppe haben, zeigen neben der Mutarotation auch reduzierende Eigenschaften.

Lactose wird in den Milchdrüsen der Säugetiere biosynthetisiert und befindet sich je nach Tierart zu 1,5 bis 9 % in der Milch (Kuhmilch 2,5 bis 5,5 %; menschliche Milch 5 bis 8 %). Deshalb wird die Lactose auch Milchzucker bezeichnet.

Gewinnung. Lactose wird aus frischer Labmolke gewonnen. Zunächst wird das Milcheiweiß gefällt, die erhaltene Lösung anschließend eingeengt und filtriert. Aus der Lösung kristalliert allmählich der schwerlösliche Milchzucker aus. Dieser Rohzucker wird durch Raffination weiter gereinigt.

Verwendung. Lactose findet Anwendung als Trägersubstanz für Pulver und als Hilfsstoff in Tabletten. Bei Kindern wird der Zucker als mildes Laxans eingesetzt, da er durch Wasserbindung, Herabsetzung der Konsistenz des Darminhaltes und Erhöhung des Füllungsdruckes die Darmpassage beschleunigt. Lactose bietet sich auch zur Normalisierung der Darmflora an. Vor längerem Gebrauch muss allerdings gewarnt werden, da durch Bakterien der Darmflora eine Lactosevergärung einsetzen kann, die zu sauren Stühlen führt.

SACCHAROSE – Saccharum Ph.Eur. – Rohrzucker

Saccharose ist ein im Pflanzenreich weit verbreitetes Disaccharid aus D-Glucose und D-Fructose. Die chemische Bezeichnung lautet β-D-Fructofuranosyl-α-D-glucopyranose.

Im Gegensatz zu den meisten Di- und Oligosacchariden besitzt Saccharose keine freie glykosidische Hydroxy-Gruppe, da die beiden Zucker über diese Hydroxy-Gruppen verknüpft sind. Deshalb wird keine Mutarotation der wässriger Lösung und keine reduzierenden Eigenschaften beobachtet.

β-D-Fructofuranosyl-α-D-glucopyranose

Gewinnung. Lieferanten der Saccharose sind das Zuckerrohr, *Saccharum officinarum* L. (Poaceae), mit 8 bis 17 % Zuckeranteil (als Rohrzucker bezeichnet), und die Zuckerrübe, *Beta vulgaris* L.var. *altissima* DÖLL (Chenopodiaceae), mit 14 bis 18 % Saccharose, auch als Rübenzucker bezeichnet. Die geschnitzelten Zuckerrüben werden im Gegenstromverfahren mit heißem Wasser ausgelaugt, während der Saft des zerkleinerten Zuckerrohrs zwischen Walzen abgepresst wird. Der aus beiden Verfahren erhaltene Rohsaft wird mit Calciumhydroxyd behandelt, um die Pflanzensäuren, Eiweiße und Pektine auszufällen. Aus dem zum Teil entstandenen Calciumsaccharat wird durch Einleiten von Kohlendioxid unter Ausfällen von Calciumcarbonat Saccharose wieder freigesetzt. Der Rohsaft wird anschließend filtriert. Das als Dünnsaft bezeichnete Produkt wird auf verschiedenen Wegen entmineralisiert, im Vakuum zum Dicksaft eingeengt und die auskristallisierte Saccharose durch Zentrifugieren vom Sirup getrennt.

Verwendung. Saccharose wird hauptsächlich als Geschmackskorrigens verwendet. Daneben zeigt sie in ausreichender Konzentration konservierende Eigenschaften. Setzt man die Süßkraft der Saccharose gleich 100, so lässt sich folgende Vergleichstabelle aufstellen:

Saccharose	100
Fructose	140

Glucose	50–60
Lactose	27

HONIG DAB – Mel depuratum

Honig ist ein süßes Produkte, das die Bienen (*Apis mellifica*) aus dem Nektar der Blüten oder aus anderen Blattausscheidungen in ihrem Körper durch enzymatische Prozesse erzeugen und in den Waben speichern und konzentrieren.

Gewinnung. Je nach Art der Gewinnung, die so zu wählen ist, dass die ursprüngliche Zusammensetzung an Aromastoffen und Fermenten nicht leidet, unterscheidet man Scheibenhonig, Wabenhonig, Tropfhonig, Laufhonig, Senkhonig, Leckhonig, Schleuderhonig, Presshonig und Seimhonig (erst Erwärmen, dann Pressen). Außerdem unterscheidet man nach Herkunft Blütenhonig, wie Linden-, Akazien- oder Heidehonig, von Honig anderer Pflanzenteile, zum Beispiel Coniferenhonig.

Bestandteile. Honig besteht aus 70 bis 80 % aus Invertzucker, der durch die enzymatischen Hydrolyse im Honigmagen aus dem Disaccharid Saccharose gebildet wird und ein Gemisch aus gleichen Teilen D-Glucose und D-Fructose darstellt. Der Name erklärt sich dadurch, dass die Hydrolyse der Saccharose mit einer Umkehr der optischen Drehung von rechts nach links verbunden ist, was als Inversion bezeichnet wird. Daneben werden eine Reihe anderer Kohlenhydrate in kleineren Mengen, etwa 0,5 % Stickstoffhaltige Verbindungen, unter anderen Acetylcholin und Cholin, Vitamine, Pollen, einige Enzyme und Spuren antibiotisch wirksamer Substanzen gefunden.

Verwendung. In erster Linie dient der Honig als Nahrungs- und Kräftigungsmittel, daneben als Expektorans in Hustensäften.

1.3 Polysaccharide

Definitionsgemäß werden alle glykosidisch verknüpften Zuckerpolymere, die aus mehr als zehn Monosaccharidbausteine aufgebaut sind, als Polysaccharide bezeichnet. Sie können Molmassen bis 10^8 g $\cdot$ mol^{-1} aufweisen und unterscheiden sich in ihren Eigenschaften wesentlich von den niedermolekularen Sacchariden. So nimmt die Wasserlöslichkeit, die reduzierende Eigenschaft und der süße Geschmack mit steigender Molekülgröße ab. Polysaccharide, wie zum Beispiel die Stärken, dienen den Pflanzen als Energiereserve oder wie die Cellulose als strukturelle Zellbausteine. Da bei der Speicherung von Monosacchariden der osmotische Druck in den Speicherzellen enorm steigen würde, muss die Pflanze auf die osmotisch weniger wirksamen Polymeren der Monosaccharide als Reservestoff ausweichen.

Stärken – Amyla

Stärke ist ein Polymerisationsprodukt der α-D-Glucopyranose und entspricht in ihrer Zusammensetzung der allgemeinen Formel $(C_6H_{10}O_5)_n$, wobei n etwa 1000 und größer sein kann. Stärke bildet sich zunächst am CO_2-Assimilationsort, den Chloroplasten, als sogenannte Assimilationsstärke. Sie wird in den Assimilationspausen wieder zu Glucose abgebaut, die dann zu den Speicherorganen transportiert wird. Dort kommt es in den Leukoplasten zum Wiederaufbau der Stärke, der sogenannten Reservestärke, die in Form von Stärkekörnern gelagert wird. Die Form und die Größe der Stärkekörner (zwischen 0,002 und 0,17 mm) ist artspezifisch und kann neben anderen charakteristischen Merkmalen zur Identifizierung einer Droge herangezogen werden. Oft zeigen die Körner um ein Bildungszentrum konzentrisch verlaufende Schichtungslinien, die durch Dichteunterschiede und unterschiedlichen Wassergehalt verursacht werden. Als Speicherorgane dienen Sprossknollen, Wurzeln, Rhizome, Samen beziehungsweise Früchte.

Quellungs- und Lösungsversuche zeigen, dass in den Stärkekörnern zwei verschiedene Polysaccharide enthalten sind: 15 bis 20 % Amylose und 75 bis 85 % Amylopektin.

Amylose besteht aus unverzweigten Ketten, deren 300 bis 1000 Glucopyranoseeinheiten 1,4-α-glykosidisch verknüpft sind. Die Disaccharideinheit ist die Maltose, die beim enzymatischen Abbau primär als Bruchstück entsteht.

Röntgenstrukturanalysen und Eigenschaften weisen darauf hin, dass diese Kette sich in Form einer Helix mit sechs Glucosemolekülen pro Windung spiralisiert und eine kanalförmige Struktur annimmt.

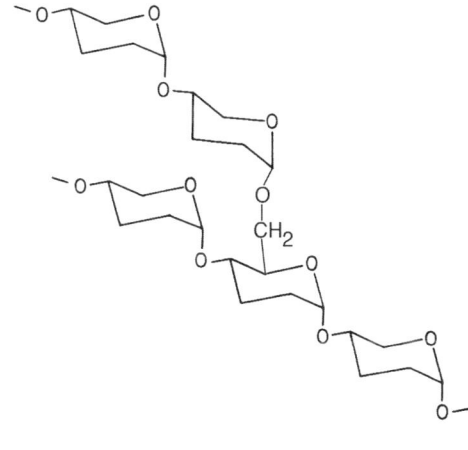

Amylose

In diesen Kanal mit einem Durchmesser von 0,6 μm können sich leicht Moleküle einlagern. So wird unter anderem auch Iod als lineare Kette in die Helix der Amylose eingeschlossen. Als Folge entsteht eine intensive Blaufärbung. Diese Iod-Stärke-Reaktion wird zum Nachweis der Stärke verwendet und in der analytischen Chemie als Indikatorreaktion eingesetzt.

Amylopektin ist ein aus 900 bis 1000 Glucopyranoseeinheiten aufgebautes, stark verzweigtes Polysaccharid, das im Gegensatz zur Amylose neben der 1,4-α-Verknüpfung auch 1,6-α-Seitenverzweigungen aufweist. Die Seitenketten bestehen aus etwa 12 Glucoseresten und treten durchschnittlich an jedem 12. Glucosemolekül der Kette auf. Zusätzlich ist das Molekül mit einigen wenigen Phosphorsäuren verestert. Da die Kanalstruktur bei Amylopektin nicht ausgebildet ist, zeigt dieses Molekül mit Iod nur eine rötliche Färbung. Amylopektin ist mit dem im tierischen Organismus gebildeten Reservekohlenhydrat Glykagon vergleichbar.

Amylopektin

Behandelt man Stärkekörner mit kaltem Wasser, so bildet die Amylose hydratisierte Micellen, also keine echten Lösungen. Erst beim Erhitzen scheint sich eine echte Lösung unter partieller Hydrolyse zu bilden. Amylopektin quillt sehr stark im Wasser und geht kolloidal in Lösung. Das Lösen der Stärke kann mit Hilfe von Laugen, Zinkchlorid oder Chloralhydrat beschleunigt werden, was zur Aufhellung stärkehaltiger Drogen bei mikroskopischen Untersuchungen ausgenutzt wird.

Gewinnung. Stärkehaltige Pflanzenteile werden zerkleinert, mit Wasser aufgeschwemmt und durch Siebe filtriert. Im Filtrat setzt sich die Stärke ab, während das Waschwasser die löslichen Beimengungen enthält und die spezifisch leichteren Pflanzenbestandteile wegspült. Der Prozess wird mehrfach wiederholt, anschließend die Stärke bei 40 °C getrocknet. Trotz dieser Reinigung enthalten die einzelnen Stärkesorten noch geringe Zellfragment (1 bis 1,5 %), Proteine (0,1 bis 0,15 %) und anorganische Bestandteile. Der Wassergehalt der Stärke liegt etwa bei 20 %.

Verwendung. Stärken werden hauptsächlich in der Nahrungsmittelindustrie, zur Herstellung von Traubenzucker, von Dextrinen, Klebe- und Dickungsmitteln sowie Appreturen verwendet. Pharmazeutisch finden sie wegen ihrer absorbierenden Eigenschaften als Puderbestandteile Verwendung. Daneben sind sie geeignete Sprengmittel bei Tabletten und gute Grundlagen für fettfreie Salben. Weitere Verwendung finden Stärken als Diätetika und Mucilaginosa.

MAISTÄRKE – Maydis amylum Ph.Eur.

Stammpflanze. Maisstärke wird aus den Karyopsen von *Zea mays* L. (Poaceae) gewonnen, einer monözischen Pflanze, die auf dem amerikanischen Kontinent beheimatet ist, heute als Kulturpflanze in vielen tropischen, subtropischen und gemäßigten Zonen angebaut wird.

Mikroskopisches Bild. (Abb 1.1). Das Wasserpräparat der Droge zeigt zwei Formen etwa gleich großer isodiametrischer Körner. Einzelkörner (2 bis 23 μm), die im Umriss meist fünf- bis sechskantig erscheinen und aus dem Hornendosperm,

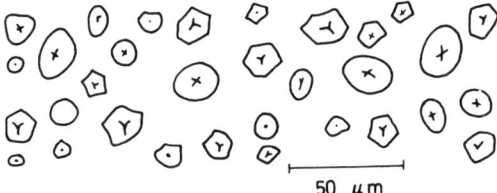

Abb. 1.1 Maisstärke

der äußeren, hornartigen Schicht des Endosperms, stammen. Diese Zellschicht ist stark stärkehaltig und beim Eintrocknen einem großen Druck ausgesetzt, der die Körner zusammenpresst und eine polyedrische Form annehmen lässt. Daneben werden runde Stärkekörner (25 bis 32 μm) beobachtet, die den inneren Schichten des Endosperms entstammen und beim Trocknen anscheinend keinem Druck ausgesetzt werden.

Die meisten Körner zeigen einfach gabelige oder sternförmige zentrale Trocknungsspalten, aber keine Schichtung. Auch zusammengesetzte Körner werden nicht gefunden. Im polarisierten Licht erscheint über dem Spalt ein ausgeprägtes Polarisationskreuz.

REISSTÄRKE – Oryzae amylum Ph.Eur.

Stammpflanze. Reisstärke wird aus den Karyopsen von *Oryza sativa* L. (Poaceae) gewonnen. Dieses etwa ein Meter hohe Rispengras ist eine alte Kulturpflanze, dessen Heimat im tropischen Afrika oder Indien zu suchen ist. Heute wird Reis hauptsächlich in warmen, wasserreichen Zonen Asiens angebaut.

Mikroskopisches Bild. (Abb. 1.2). Im Wasserpräparat finden sich neben 2 bis 5 μm großen, polyedrischen Einzelkörnern größere mosaikartige Zusammenlagerungen, die zum Teil noch die Umrisse der Endospermzellen zeigen und bis zu 20

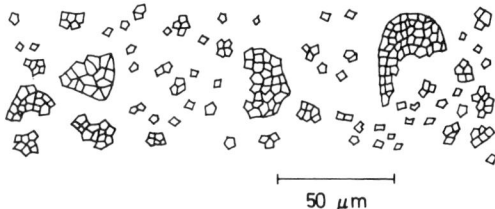

50 µm

Abb. 1.2 Reisstärke

µm groß sind. Die Körner zeigen nur schwach einen zentralen Spalt und eine konzentrische Schichtung. Im polarisierten Licht erscheint über dem Bildungszentrum ein Polarisationskreuz.

KARTOFFELSTÄRKE – Solani amylum Ph.Eur.

Stammpflanze. Kartoffelstärke wird aus den Rhizomknollen von *Solanum tuberosum* L. (Solanaceae) gewonnen. Die Kartoffel, die inzwischen in allen Erdteilen angebaut wird, ist in Chile und Peru beheimatet.

Mikroskopisches Bild. (Abb. 1.3). Das Wasserpräparat der Kartoffelstärke enthält bis zu 100 µm große, muschelähnliche Einzelkörner, die eine deutliche Schichtung um ein exzentrisches Bildungszentrum zeigen, das ins schmalere Teil des Kornes verschoben ist. Daneben finden sich kleinere (10 bis 35 µm), rundliche und selten zwei- bis vierteilig zusammengesetzte Körner. Die Trocknungsspalten sind meist klein und unscheinbar. Selten

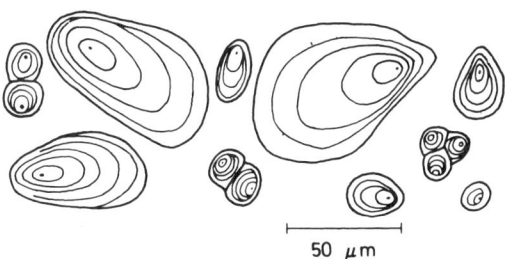

50 µm

Abb. 1.3 Kartoffelstärke

gehen zwei große Spalten hufeisenförmig vom Zentrum aus. Im polarisierten Licht ist deutlich ein Polarisationskreuz mit Schnittpunkt über dem Bildungszentrum zu erkennen.

WEIZENSTÄRKE – Tritici amylum Ph.Eur.

Stammpflanze. Weizenstärke wird aus den Karyopsen von *Triticum aestivum* L. (*T. vulgare* VILL.) (Poaceae) gewonnen, die ihrem Ursprung in Kleinasien hat und heute weltweit auf nährstoffreichen Böden angebaut wird. Hauptexporteure sind die USA, Kanada, Argentinien und Australien.

Mikroskopisches Bild. (Abb. 1.4). Das Wasserpräparat der Weizenstärke enthält linsenähnliche, scheidenförmige Großkörner (10 bis 45 µm) und rundliche Kleinkörner (2 bis 10 µm) mit nur wenigen Übergangsgrößen. Das Bildungszentrum ist zentral angelegt und nur eine zarte Schichtung ist erkennbar, die allerdings unter Verwendung eines Polarisationsaufsatzes gut sichtbar wird. In der Seitenlage wird bei den Großkörnern häufig eine Scheinspalte beobachtet, die aber nur auf Lichtbrechungseffekten beruht.

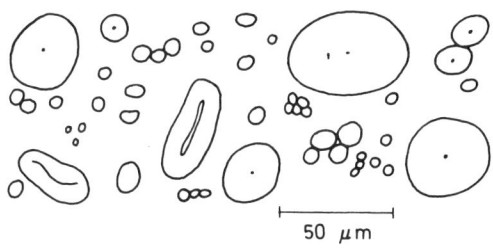

50 µm

Abb. 1.4 Weizenstärke

DEXTRIN DAB – Dextrinum

Wird Stärke nur teilweise hydrolisiert, erhält man ein Gemisch aus Polysacchariden verschiedener Molekülgrößen, das Dextrin genannt wird.

Gewinnung. Heute werden Dextrine hauptsächlich nach dem sogenannten Röstverfahren aus Mais-, Kartoffel- und Tapiolastärke hergestellt. Dabei wird die angesäuerte Ausgangsstärke bei 150 bis 200 °C trocken in flachen Pfannen geröstet.

Mikroskopisches Bild. Das Glycerolpräparat zeigt Dextrin in fast unveränderter Form und Struktur der Ausgangsstärke mit oft vergrößertem, dunkel erscheinendem Kern. Bei Wasserzugabe lösen sich die Körner allmählich auf.

Verwendung. Dextrin wird wie Stärke als Hilfsstoff, zum Beispiel bei der Tabletten- oder Trockenextraktherstellung eingesetzt. Daneben wird Dextrin als Dickungs- oder Bindemittel für andere galenische Zubereitungen verwendet.

Cellulose

Während die Stärken Energiereserven für die Pflanzen sind, ist Cellulose, das andere wichtige Polysaccharid, ein Strukturelement. Bis auf wenige Ausnahmen (einige Algen und die Mehrzahl der Pilze) ist Cellulose in allen Pflanzen der Hauptbestandteil der Zellwände. Im Tierreich ist die Cellulose dagegen selten anzutreffen.

Das Cellulosemolekül setzt sich im Gegensatz zur Stärke aus β-glykosidisch 1,4-verknüpften β-D-Glucopyranosen zusammen. Das Molekül ist linear gebaut

und kann mehrere Tausend Glukosebausteine aufweisen. Maximal wurden bisher ungefähr 14000 Glukoseeinheiten in einem Molekül analysiert, was einer Molmasse von $2,3 \cdot 10^6$ g $\cdot$ mol^{-1} und einer Länge von 7 μm entspricht.

Diese langgestreckten Cellulosemoleküle können durch Wasserstoffbrücken und van der Waalssche Kräfte eine höhere Ordnung erlangen und zu Makrofibrillen zusammengeschlossen sein. Elektronenmikroskopisch lassen sich weitere feiner fibrilläre Elemente erkennen. So sind die Makrofibrillen aus Mikrofibrillen aufgebaut, die ihrerseits wiederum sich aus circa 20 Elementarfibrillen (aus Mizellarstränge genannt) zusammensetzen. Diese Stränge weisen kristallähnliche Bereiche auf, die Mizellen bezeichnet werden und an denen 50 bis 100 Cellulosemoleküle beteiligt sein können.

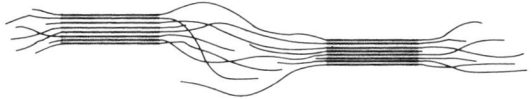

Elementarfibrillenlängsschnitt mit Mizellen

Während in den primären Zellwänden die Fibrillen regellos verschlungen sind (Streutextur), haben die sekundären Zellwände parallele Anordnung der Fibrillen (Paralleltextur). Zwischen den Fibrillen können sich nachträglich Inkruste einlagern wie zum Beispiel Lignin, das der

┌──── Cellbiose ────┐

└ β-Glucopyranose ┘

Cellulose

Zellwand eine höhere mechanische Festigkeit verleiht.

Cellulose ist praktisch wasserunlöslich und lässt sich mit Iodlösung nur nach der Vorbehandlung mit Zinkchloridlösung oder einer 70 %igen Schwefelsäure blau anfärben. Im Gegensatz zur Stärke kann Cellulose von den höheren Pflanzen, aber auch vom tierischen Organismus nicht abgebaut werden, da das passende Enzym fehlt. Cellulosereiche Nahrung wie auch bestimmte Cellulosepräparate spielen deshalb eine Rolle in der Fettsucht-Therapie nach dem Prinzip: großes Nahrungsvolumen, aber geringe Kalorienmenge. Außerdem werden cellulosereiche Nahrungsmittel beziehungsweise ballaststoffreiche Nahrung als nebenwirkungsarme Abführmittel eingesetzt, da durch die bessere Füllung des Darms die Peristaltik angeregt wird.

Verwendung. Cellulose hat pharmazeutisch als Hauptgrundstoff aller Verbandsstoffe große Bedeutung.

1.4 Pflanzenschleime

Pflanzenschleime sind Inhaltsstoffe, die ohne äußere Reize gebildet werden und der Pflanze als Kohlenhydratreserve, Wasserspeicher und Schutzkolloid dienen.

Chemisch handelt es sich bei den Schleimen um Gemische aus mehreren Polysacchariden, die entweder als Homopolysaccharide aus einem Zucker oder als Heteropolysaccharide aus mehreren verschiedenen Zuckern und Uronsäuren (am C6-Atom zur Carbonsäure oxidierte Zucker) aufgebaut sind. Es gibt auch Polyuronide, die nur aus Uronsäuren gebildet werden. Als Rohmaterial für die Biosynthese der Schleimstoffe dienen der Pflanze oft andere Reserve- oder Gerüstpolysaccharide. Dadurch sind die Orte der

Synthese auf die Mittellamellen, die sekundären Zellwände und das Cytoplasma festgelegt. Es werden daher Interzellularschleime von Membran- und Zellinhaltsschleimen unterschieden.

Schleime zeichnen sich dadurch aus, mit Wasser viskÖse Lösungen oder Gele zu bilden.

Verwendung. Durch ihre physikalischen Eigenschaften, der Quellfähigkeit und Bildung nicht resorbierbarer Gele, der Bildung viskÖser Lösungen und der durch die Uronsäuren bedingte Pufferwirkung, finden die Schleime und die Schleimdrogen mannigfaltige therapeutische Anwendungen:

- Als lokales, reizmilderndes Schutzkolloid gegen mechanische und chemische Reize der Haut und der Schleimhäute. Besonders geeignet sind die nicht resorbierbaren Schleime.
- Zur Behandlung von Schleimhautentzündungen des Magen-Darm-Traktes und der Atemwege.
- Als Antidiarrhoikum durch Peristaltikherabsetzung als Folge der Reizminderung an der Darmwand sowie durch die guten adsorbierenden und puffernden Eigenschaften.
- Als mildes Laxans durch die bei einigen gelbildenden Schleimen besonders ausgeprägte Wasserretention, die zu einem erhöhten Druck auf die Darmwand führt und die Peristaltik anregt.
- Als Hilfsstoff in der Pharmazie mit geschmackskorrigierenden Effekten bei schlecht schmeckenden Arzneimitteln sowie als Emulgatoren, Tablettensprengmittel und zur Herstellung fettfreier Salbengrundlagen.

Schleimdrogen können ihren Effekt nur als Kaltmazerate und nicht als Dekokte erreichen.

Der Wert der Schleimdrogen wird im DAB/Ph.Eur. durch die Bestimmung der Quellungszahl (V.4.4.) festgestellt. Sie gibt das Volumen in Millilitern an, das 1 g Droge von einem in der Monographie vorgeschriebenen Zerkleinerungsgrad nach dem Quellen in wasserhaltiger Flüssigkeit nach drei Stunden einnimmt.

Mikroskopisch lassen sich die Schleime durch Anfärben mit verschiedenen Reagenzien, wie Methylenblau, Iodiodkali, Iodschwefelsäure oder Tusche nachweisen. Bei der Tuschefärbung wird der Schleim gegenüber dem sonstigen Präparat nicht schwarz gefärbt.

Von der Gruppe der Schleimstoffe trennt man die Gummen ab, die sich von den Schleimen dadurch unterscheiden, dass sie nach Verletzungen, das heißt nach äußeren Reizen, gebildet werden. Chemisch und in ihrer Anwendung sind Gummen den Schleimen gleichzusetzen.

ARABISCHES GUMMI – Acaciae gummi Ph.Eur. – Gummi arabicum

Stammpflanze. Die Droge wird aus *Acacia senegal* (L.) WILLDENOW (Mimosaceae) und anderen afrikanischen *Acacia*-Arten gewonnen. Hauptlieferant mit jährlich 20000 Tonnen ist der Sudan.

Gewinnung. Zu Beginn der Trockenzeit, im Februar, März, werden schmale Rindenstreifen von den Stämmen der Bäume gelöst. Dadurch wird das freigelegte Cambium zur Rindenregeneration angeregt und gleichzeitig setzt zum Schutz der Pflanze eine Vergummung ein. Nach vier Wochen werden die kugelförmigen Gebilde gesammelt, von Verunreinigungen gesäubert, sortiert und getrocknet. Arabisches Gummi löst sich in Wasser im Verhältnis 1:2 und bildet eine hoch visköse Flüssigkeit.

Inhaltsstoffe. Arabisches Gummi besteht hauptsächlich aus Arabinsäure, einem stark verzweigten Polysaccharid, das sich aus D-Galactose, L-Arabinose, L-Rhamnose, D-Glucuronsäure und 4-O-Methyl-D-gluconsäure aufbaut. Die Arabinsäure liegt in der Pflanze meist als Calciumsalz vor, daneben in geringen Mengen als Kalium- und Magnesiumsalz. Im Proteinanteil kommen auch Enzyme, wie Oxidasen und Peroxidasen, vor.

Verwendung. Arabisches Gummi findet als Mucilaginosum, als anionenaktiver Emulgator sowie als Binde-, Klebe- und Appreturmittel Verwendung. Wird Arabisches Gummi als Rezepturhilfsmittel eingesetzt, müssen die Fermente durch Erhitzen oder Umfällen mit Alkohol vorher entfernt werden, da sonst Arzneistoffe fermentativ zerstört werden könnten.

TRAGANT – Tragacantha Ph.Eur.

Stammpflanze. Zur Drogengewinnung werden *Astragalus*-Arten, insbesondere *Astragalus gummifer* LABILL. (Fabaceae), und einige andere westasiatische Arten wie z.B. *A. microcephalus* LABILL. verwendet.

Gewinnung. Die Markzellen und Markstrahlzellen produzieren sehr viel Zellinhaltsschleim, der bei Wasseraufnahme stark quillt und einen so großen Druck auf das umliegende Gewebe ausübt, dass bei Anbringen von Längsschnitten am Stamm der Schleim herausgepresst wird. Der getrocknete Schleim stellt die Droge dar.

Inhaltsstoffe. Tragant ist ein komplexes Gemisch von Polysacchariden, das zu ungefähr 60 % aus dem wasserunlöslichen Bassorin und zu 40 % aus dem wasserlöslichen Tragacanthin, einem Gemisch aus Tragacanthsäure und einem Arabinogalaktan, besteht. Einzelbausteine sind neben den Hexosen und Hexosederivaten

Galactose, Fucose, Galacturonsäure und Glucuronsäure sowie die beiden Pentosen L-Arabinose und D-Xylose.

Verwendung. Tragant findet gelegentlich noch Anwendung als Mucilaginosum oder als mildes Laxans wegen des starken Nachquellens im Darm. In erster Linie wird Tragant aber als Zusatz zu fettfreien Salben und Emulsionen, als Wasserbindemittel sowie als Haftmittel für Gebisse

und analytisch zur Klärung und Erleichterung der Trennung organischer von wässrigen Phasen zum Beispiel bei der Alkaloidbestimmung eingesetzt.

EIBISCHWURZEL – Althaea radix Ph.Eur. – Radix Althaeae

Stammpflanze. Die diese Droge liefernde *Althaea officinalis* L. (Malvaceae) wächst

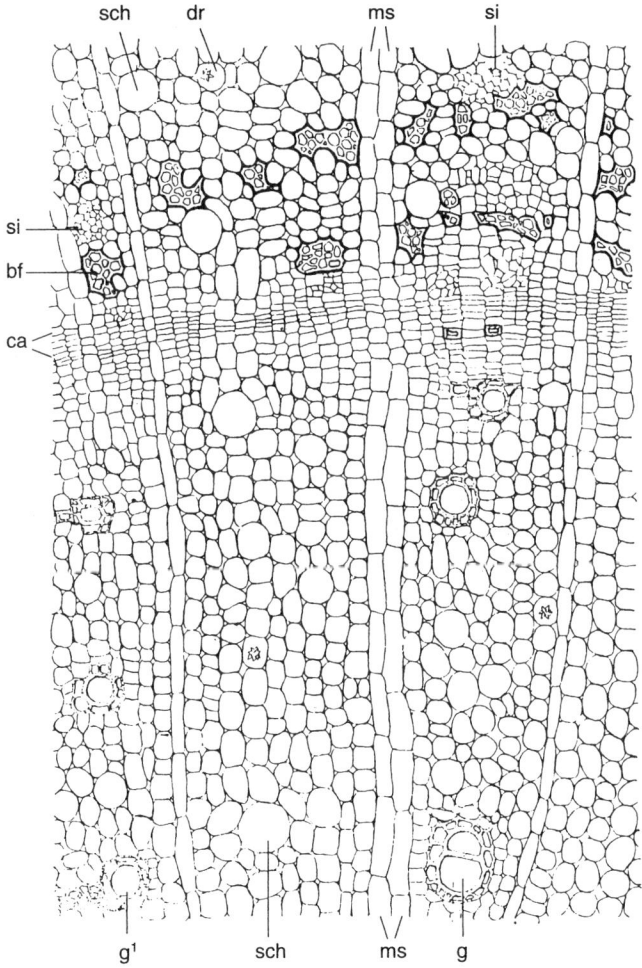

Abb. 1.5 Querschnitt der Eibischwurzel mit Schleimzellen (sch), Calciumoxalatdrusen (dr), Markstrahlzellen (ms), Siebröhren (si), Bastfasern (bf), Cambiumzellreihen (ca), Tracheen und Tracheiden (g), Trachee mit Holzfasern (g¹) (Vergrößerung ca. 140fach) (aus Karsten, Weber, Stahl, nach Weber)

auf salzhaltigen, etwas feuchten Böden in Mittel-, Süd- und Osteuropa und wird dort auch kultiviert.

Gewinnung. Da der Schleimgehalt der Wurzel einer Periodizität unterliegt, wird die Wurzel vorwiegend von angebauten Pflanzen im Herbst gegraben. Die Hauptwurzeln und die äußeren Rindenschichten werden entfernt und die restliche Wurzel bei 40 °C getrocknet. Das Europäische Arzneibuch lässt neben der geschälten auch die ungeschälte Droge zu. Der Quellungsfaktor soll mindestens 10 betragen.

Inhaltsstoffe. Die Droge enthält bis zu 15 % Membranschleim, der im kalten Wasser löslich ist und aus Glucose, Galactose, Rhamnose, Arabinose und Galacturonsäure aufgebaut ist.

Verwendung. Die Droge wird volkstümlich in Form von Kaltmazeraten oder Sirupen als Mucilaginosum bei Bronchialkatarrh und Gastroenteritis sowie als Geschmackskorrigens bei Applikation saurer oder scharfer Stoffe verwendet. Die äußerliche Anwendung als Kataplasmen, Bäder oder Umschlägen ist obsolet.

Makroskopische und mikroskopische Untersuchungen. Neben der im Ph.Eur. beschriebenen Ganzdroge wird für Teemischungen die Schnittdroge verwendet. Auf den Schnittflächen der weißlichen, würfelförmig geschnittenen Stücke lässt sich das Cambium als hellbrauner Ring erkennen. Die Rinde erscheint strahlig, während im Holz keine Streifung makroskopisch sichtbar wird.

Mikroskopisch lässt sich die Anatomie der Wurzel besser beschreiben. Sowohl Rinde als auch Holz (Abb. 1.5) werden von radial gestreckten Markstrahlzellen (ms) gleichmäßig durchzogen. Im Parenchym von Rinde und Holz sind Zellen mit Oxalatdrusen (dr) und Schleimzellen (sch) eingestreut. Die Cambiumzone (ca) besteht aus ungefähr zehn Zellreihen, an die sich nach außen Siebteil (si) und verholzte Bastfasern (bf) regelmäßig abwechselnd anschließen. Im Holz erkennt man kleine Gruppen von Tracheen und

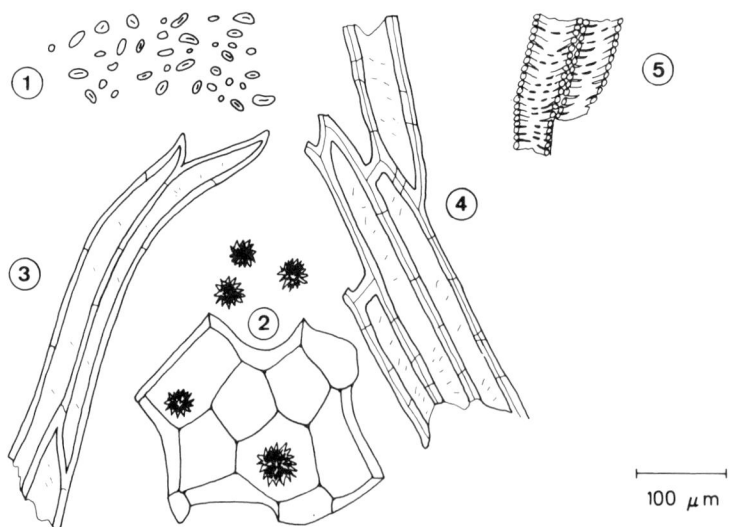

100 µm

Abb. 1.6 Pulver der Eibischwurzel (Erläuterungen im Text)

Tracheiden (g), die gelegentlich von Holzfasern (g[1]) begleitet werden.

Im gelblich-weißen Eibischwurzelpulver lassen sich mikroskopisch (Abb. 1.6) Fragmente der in dem Querschnitt beschriebenen Bestandteilen wiederfinden: Im Wasserpräparat sehr viel Stärke (1) von unregelmäßiger länglicher Form oft mit Längsspalt (3–25 µm), Parenchymbruchstücke mit Oxalatdrusen (2), die auch einzeln beobachtet werden, unverholzte Bastfaserbruchstücke (3), die sich nicht mit Phloroglucin-HCl anfärben lassen und ab und zu gegabelte Enden haben, verholzte Sklerenchymfasern (4) und Gefäße (5). Im Wasserprodukt werden neben der Stärke auch Schleimkugeln aus dem quellenden Grundgewebe beobachtet, die mit Methylenblau oder Tusche sichtbar gemacht werden können.

LEINSAMEN – Lini semen Ph.Eur.
– Semen Lini

Stammpflanze. Als Droge werden die reifen Samen von *Linum usitatissimum* L. (Linaceae) gehandelt. Die Stammpflanze ist eine einjährige, bis 1 m hohe, krautige Pflanze und wird als alte Kulturpflanze in fast allen Teilen der Erde angebaut. Hauptlieferant der Droge ist Argentinien, daneben aus Marokko, Belgien, Holland und den GUS-Staaten.

Gewinnung. Da die Ausbildung des Schleimes erst mit der Vollreife des Samens abgeschlossen ist, wird die Ernte der ganzen Pflanze im Herbst bei Braunfärbung der Kapsel und des Stängels vorgenommen. Der Samen wird nach dem Trocknen der Pflanze durch Dreschen gewonnen und sorgfältig gereinigt. Vorgeschriebene Quellungszahl ist 4, bei gepulverter Droge (Sieb 710) mindestens 4,5.

Inhaltsstoffe. Der Samen enthält in der Epidermis bis 6 % Zellschleim, der sich in Galactose, Xylose, Rhamnose, Arabinose, Galacturonsäure und Mannuronsäure hydrolisieren lässt. Ferner 30 bis 40 % fettes Öl, 25 % Proteine und bis 1,5 % die cyanogene Glykoside Linustatin und Neolinustatin, aus denen durch das Enzym Linase Blausäure frei gesetzt wird.

Verwendung. Leinsamen wird als Ganzdroge oder (frisch) geschrotet als mild wirkendes Abführmittel sowie bei Gastritis, Enteritis und Colon irretabile mit einer Dosierung von zweimal täglich ein bis zwei Esslöffel angewandt. Die Anwendung bei Husten und Katarrhen der Harnröhre sowie als Kataplasmen gilt als obsolet. Trotz der möglichen Blausäurefreisetzung sind bisher bei täglicher Zufuhr von bis 300 g Leinsamen keine Vergiftungen gesehen worden, da im sauren Milieu des Magens die Linase inaktiviert wird und die geringen Mengen an freigesetzter Blausäure über entsprechende Mechanismen entgiftet wird. Außerdem wird aus den Samen das Leinöl DAC gewonnen.

Makroskopische und mikroskopische Untersuchungen. Die Droge wird hauptsächlich als Ganzdroge oder als Schrot (darf nur bis 24 Stunden auf Vorrat gehalten werden !) angewandt. Der Samen ist länglich eiförmig, flach, hellbraun, 4 bis 6 mm lang, 2 bis 3 mm breit und 1,5 bis 2 mm dick. Ein Ende ist abgerundet, das andere schmaler zulaufend. Hier befindet sich der weiße Nabel, die Abbruchstelle des Funiculus von der Raphe, die sich als heller seitlicher Falz zum breiteren Samenende hinzieht.

Mikroskopisch lassen sich im Querschnitt (Abb. 1.7) die Samenschale (sa) von dem Endosperm (end) und den Kotyledonen (Keimblätter) des Embryos (cot) gut unterscheiden.

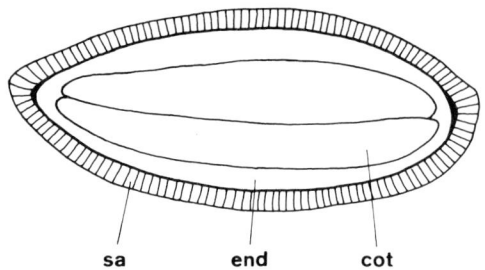

Abb. 1.7 Längsquerschnitt durch Leinsamen (Erläuterungen im Text)

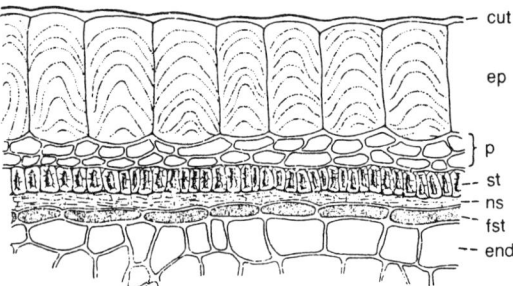

Abb. 1.8 Querschnitt durch die Samenschale des Leinsamens: Beschreibung siehe Text. Vergrößerung circa 250fach (aus Karsten, Weber, Stahl; nach Karsten)

Die Samenschale selbst lässt bei starker Vergrößerung fünf Schichten erkennen (Abb. 1.8): Die mit einer Kutikula (cut) versehenen schleimführenden Epidermiszellen (ep), die oft durch die Quellung des Schleimes zerrissen sind. Darunter die Ringzellenschicht (p), bestehend aus zwei Reihen dünnwandiger, mit Interzellularen versehener Parenchymzellen. Dann folgt die Faserschicht (st) aus Steinzellen, die palisadenähnlich erscheint. Danach schließt sich die Querzellschicht aus meist kollabierten Nährzellen (ns) an. Die innerste Schicht der Samenschale ist eine

einzellige Pigmentschicht (fst) isodiametrischer Zellen mit etwas verholzten und stark getüpfelten Wänden und rotbraunem Farbstoff. Daran schließen sich die Endospermzellen (end) an, die viel fettes Öl und Aleuronkörner enthalten.

Das mikroskopische Bild des Pulvers (Abb. 1.9) zeigt die Fragmente der beschriebenen Samenschale, wie (1) Epidermiszellen, (2) Ringzellen, (3) Faserzellen und (4) Querzellen, sowie die charakteristische (5) Pigmentzellschicht und Pig-

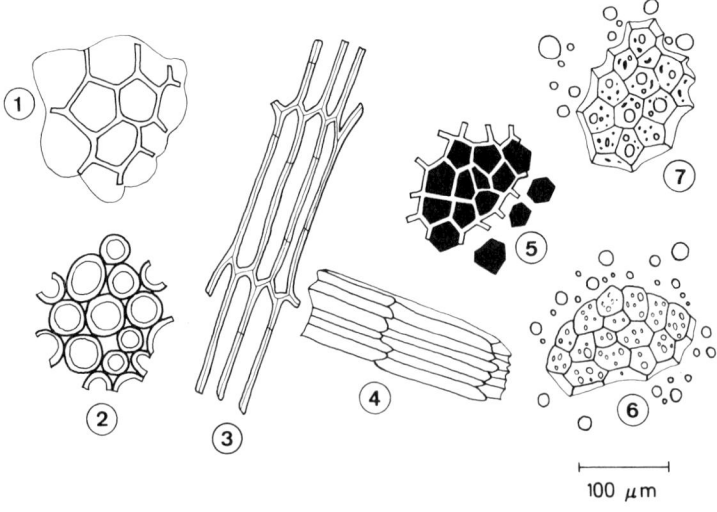

100 μm

Abb. 1.9 Pulver von Leinsamen (Erläuterungen siehe Text)

mentklumpen, die aus den Zellen heraus-fallen, (6) Kotyledonengewebe und (7) Endosperm mit Aleuronkörnern und Öltropfen. Stärke fehlt in dem Pulver.

HUFLATTICHBLÄTTER – Farfarae folium – Folia Farfarae

Stammpflanze. Die Huflattichblätter, die zurzeit nur im Österreichischen und Schweizer Arzneibuch beschrieben werden, stammen von *Tussilago farfara* L. (Asteraceae). Die Pflanze ist in Europa, West- und Nordasien sowie Nordafrika beheimatet und inzwischen nach Amerika eingeschleppt.

Gewinnung. Die Ernte der Laubblätter soll im Juni erfolgen. Zum Trocknen dürfen die druckempfindlichen Blätter nur einschichtig ausgelegt und nicht gewendet werden. Die Quellungszahl der gepulverten Droge (Sieb 500) soll mindestens 9 betragen.

Inhaltsstoffe. Die Blätter enthalten 7 bis 8 % Schleim, der bei der Hydrolyse Glucose, Fructose, Galactose, Arabinose, Xylose und Uronsäuren liefert. Daneben enthält die Droge Inulin, die sogenannte Compositenstärke, ein polymeres Fructoseprodukt, sowie circa 5 % Gerbstoff. Außerdem werden in den Blättern geringe Mengen eines ätherischen Öles, Bitterstoffe und das Pyrrolizidinalkaloid Senkirkin gefunden, das hepatotoxisch ist.

Verwendung. Aufgrund des Schleimgehaltes werden die Huflattichbätter als Expektorans eingesetzt und finden sich als Bestandteile in Hustentees wieder. Obwohl der Senkirkin-Gehalt sehr niedrig ist (circa 0,01 %) und bei kurzfristiger Anwendung mit Leberschäden kaum gerechnet werden kann, wurden Anwendungsbeschränkungen erlassen: Pro Tag dürfen nicht mehr als 10 µg Pyrrolizidinalkaloide aufgenommen werden. Die Anwendungs-

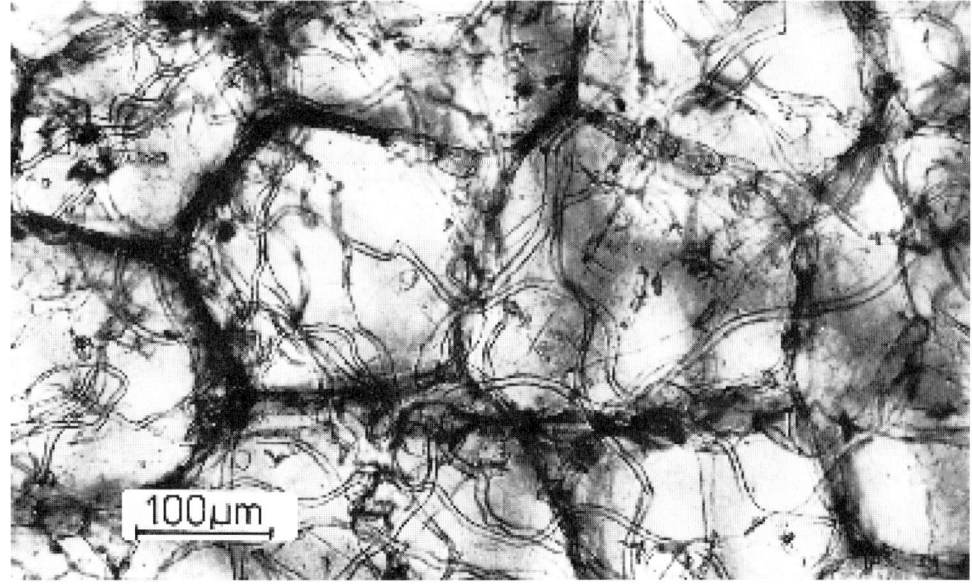

Abb. 1.10 Huflattichblätter mit Peitschenhaare auf der Unterseite und durchscheinendes, großräumiges Aerenchym (aus Wichtl 2002)

dauer ist auf vier bis sechs Wochen beschränkt worden.

Makroskopische und mikroskopische Untersuchungen. Da die Droge hauptsächlich in Teemischungen verarbeitet wird, liegt sie meist als Schnittdroge zur Untersuchung vor. Sie besteht aus derben, sehr brüchigen Blattfragmenten, die mit ihrem deutlich erkennbaren Haarfilz paketartig zusammenhängen.

Bei der mikroskopische Betrachtung eines Blattfragmentes, in 50-prozentigem Ethanol präpariert, kann man die typischen Haare auf der Blattunterseite und die großen Interzellularräume im Schwammparenchym (Aerenchym) erkennen (Abb. 1.10)

Das Pulver (Abb. 1.11) fällt durch die Vielzahl Haare auf. Bestandteile sind (1) Blattbruchstücke in Aufsicht mit einer Epidermis, die sich durch eine charakteristische Cuticularstreifung und anomocytischen Spaltöffnungen auszeichnet, (2) charakteristische Peitschenhaare der Blattunterseite, (3) Fragmente des Palisadenparenchyms mit Inulinkristallen sowie (4) Fragmente aus dem Schwammparenchym (Aerenchym) mit großen Luftkammern. Daneben können Gefäßanteile aus Blattnerven und Blattstiel beobachtet werden.

Verfälscht werden die Huflattichblätter vor allem durch Blätter verschiedener *Petasites*-Arten (Pestwurz). Mikroskopisch können sie an den charakteristischen Gliederhaaren (Tonnenhaaren) auf der oberen Blattepidermis und der fehlenden Cuticularstreifung erkannt werden.

Neben den beschriebenen Drogen gibt es noch eine Reihe weiterer Schleimdrogen, die häufig in Hustenteemischungen Anwendung finden: zum Beispiel **Spitzwegerichkraut DAB** (Plantaginis lanceolatae herba) von *Plantago lanceolata* L. (Plantaginaceae).

Eine weitere volkstümlich noch häufig verwendete Droge ist **Isländisches Moos** (Lichen islandicus Ph.Eur.). Sie stammt

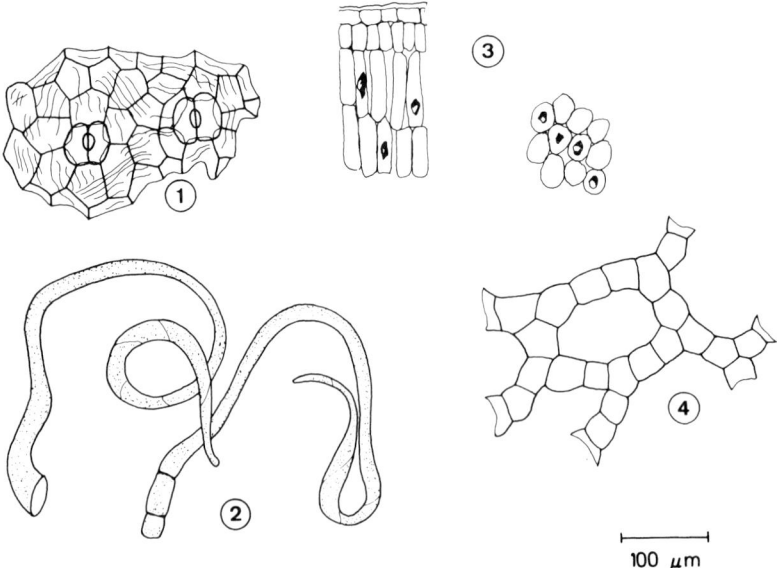

Abb. 1.11 Pulver der Huflattichblätter, Erläuterungen siehe Text.

von der Flechte *Cetraria islandica* (L.) ACHARIUS (Parmeliaceae). Die getrockneten Thalli bestehen aus mehr als 50 % wasserlöslichen Polysacchariden vom Typ Lichenin und Isolichenin. Diese Schleime bilden hoch visköse wässrige Lösungen und werden als Mucilaginosa bei Katarrhen der Atemwege eingesetzt. Die neben diesen Schleimen vorhandenen Flechtensäuren sollen tuberkulostatisch wirken, was die Droge als volkstümliches Tuberkulosemittel bekannt gemacht hat.

2. Fettsäuren und Fettsäureester

Kohlenhydrate werden in der Pflanze enzymatisch über die C_3-Bruchstücke Glycerinaldehyd und Dihydroxyaceton zur Brenztraubensäure abgebaut. Brenztraubensäure nimmt im Stoffwechselgeschehen der Pflanzen und Tiere eine Schlüsselstellung ein, da sie in andere Stoffwechsel, wie der Aminosäuren und der Fettsäuren, überleitet.

So kann aus Brenztraubensäure durch enzymatisch gesteuerte oxidative Decarboxylierung Essigsäure entstehen. Durch Veresterung mit dem Coenzym A (Co-ASH) wird aus der Essigsäure die biologisch „aktive Essigsäure", der Ausgangsstoff der Fettsäurebiosynthese:

Da ein C_2-Körper kleinster Baustein der Fettsäuren ist, haben natürlich vorkommende Fettsäuren in der Regel eine geradzahlige C-Atom-Anzahl.

Der erste Schritt zur Fettsäure vom Acetyl-CoA führt über eine mittels einer Carboxylase katalysierte Carboxylierung, die Biotin als Co-Substrat benötigt, zur aktiven Malonsäure (Malonyl-CoA). Dieser Vorgang benötigt Energie, die durch das energiereiche Nukleosidtriphosphat ATP geliefert wird. Auf dieses Malonyl-CoA wird ein weiteres Molekül aktiver Essigsäure übertragen. Es entsteht ein C_4-Körper, die aktive Acetessigsäure (Acetacetyl-CoA). Auch dieser Prozess wird enzymatisch durch eine Acyltransferase katalysiert. Durch eine Hydrogenase wird der nächste Schritt, die Reduktion der β-Oxosäure mit Hilfe des Co-Substrates $NADPH + H^+$ zur aktiven β-Hydroxybuttersäure (β-Hydroxybutyrat-CoA), katalysiert. Dieser Reaktion folgt eine Dehydratisierung zur aktivierten α,β-ungesättigten Crotonsäure (Crotonyl-CoA). Daran schließt sich eine weitere Hydrierung an, die als Endprodukt des ersten Biosynthesecyclus die Buttersäure (Butyryl-CoA) liefert. Diese kann erneut als Akzeptor für Malonyl-CoA dienen. Durch mehrfache Wiederholung dieser Reaktionsfolge werden Fettsäuren bis zu ihrer endgültigen Länge aufgebaut. Alle benötigten Enzyme für diese Biosynthese sind zu einem Enzymkomplex zusammengeschlossen. Kommt es nicht zur zweiten Hydrierung oder werden Fettsäuren nach-

Brenztraubensäure

aktive Essigsäure
(Acetyl-CoA)

träglich dehydriert, entstehen ungesättigte Fettsäuren, die von den gesättigten Fettsäuren (ohne Doppelbindungen) unterschieden werden. In der Tabelle 2.1 sind die in den offizinellen Ölen und Wachsen gefundenen Fettsäuren zusammengestellt.

Tab. 2.1 Zusammenstellung der Fettsäuren in offizinellen Ölen, Fetten und Wachsen

	Anzahl der C-Atome	Vorkommen
1. gesättigte Fettsäuren		
Laurinsäure	12	Walrat
Myristinsäure	14	Walrat
Palmitinsäure	16	Olivenöl, Walrat
Stearinsäure	18	Kakaobutter
Arachinsäure	20	Erdnussöl
Lignocerinsäure	24	Erdnussöl
Cerotinsäure	26	Wachs
2. ungesättigte Fettsäuren		
– eine Doppelbindung		
Ölsäure	18	in fast allen Fetten
Eicosensäure	20	Lebertran
– zwei Doppelbindungen		
Linolsäure	18	Olivenöl, Leinöl, Erdnussöl, Lebertran
– drei Doppelbindungen		
Linolensäure	18	Leinöl
3. Hydroxyfettsäuren mit einer Doppelbindung		
Ricinolsäure	18	Rizinusöl

Der Abbau der Fettsäuren erfolgt in der umgekehrten Reaktionsfolge als sogenannte β-Oxidation.

Die Fettsäuren liegen in den Pflanzen meistens verestert vor. Die Ester mit dem dreiwertigen Alkohol Glycerol werden als Fette oder fette Öle bezeichnet. Da Glycerol drei alkoholische Hydroxy-Gruppen besitzt, bestehen die Möglichkeiten der einfachen, zweifachen und dreifache Esterbildung, was zu Mono-, Di- oder Triacylglyceriden führt. Andererseits können die drei Hydroxy-Gruppen mit der gleichen oder mit verschiedenen Fettsäuren verestern, was einfache beziehungsweise gemischte Triacylglyceride liefert. In der Natur kommen hauptsächlich gemischte Triacylglyceride vor.

Oft werden Fette von fetten Ölen unterschieden, obwohl sie chemisch dem gleichen Verbindungstyp angehören. Der Unterschied liegt im Schmelzpunkt. Fette sind bei Zimmertemperatur fest, fette Öle flüssig. Der Schmelzpunkt wird vom Anteil der kurzkettigen und ungesättigten Fettsäuren bestimmt: Je höher deren Anteil, desto niedriger der Schmelzpunkt.

Die Fette sind neben den Kohlenhydraten und den Proteinen die dritte Verbindungsklasse, die für den Stoffwechsel der Pflanze essenziell und deshalb in allen Pflanzen zu finden ist. Die Funktion ist wie bei den Kohlenhydraten die eines Energiereservestoffes, der je nach Bedarf auf- und abgebaut wird.

Obwohl Fette in allen Pflanzenorganen enthalten sind, findet man sie in höheren Konzentrationen als Reservestoffe hauptsächlich in den Samen, aber auch im Fruchtfleisch oder in Knollen.

Zur Gewinnung der Fette werden die Pflanzenorgane, aus denen Öl gewonnen werden soll, kalt oder heiß gepresst. Die Kaltpressung führt in der Regel zu Ölen besserer Qualität, die von den Arzneibüchern für therapeutische Zwecke auch gefordert wird. Öle, die durch Heißpressung oder Ausschmelzung gewonnen werden, dienen meist zur technischen Verwendung, wie zum Beispiel der Seifenherstellung. Neben der Pressung wird auch das Verfahren der Extraktion mit leichtsiedenden organischen Lösungsmitteln, wie Benzin oder Trichlorethylen, angewandt.

Fette sind relativ leicht verderblich. So kann unter Wassereinwirkung und Lipasekatalyse eine partielle Verseifung stattfinden, was zu einer Erhöhung des Säuregehaltes und damit zu höheren Säurezahlen führt. Ungesättigte Fettsäuren sind oxidationsempfindlich. Oxidationsprodukte sind Aldehyde und Ketone. Im Volksmund wird dieser Prozess als Ranzigwerden bezeichnet. Die durch Sauerstoff ausgelöste Oxidation mehrfach ungesättigter Fettsäuren führt in der Regel über Radikalreaktionen zur Polymerisation, was das Trocknen fetter Öle ausmacht.

Glycerol   Fettsäuren   Fett

$R^1 \neq R^2 \neq R^3$ oder $R^1 \neq R^2 = R^3$: gemischte Triacylglyceride

$R^1 = R^2 = R^3$: einfache Triacylglyceride

Verwendung. In erster Linie sind Fette Nahrungsmittel. Pharmazeutisch lassen sich neben einigen speziellen Wirkungen einiger Öle die unspezifischen Wirkungen, die sich aus den physikalischen Eigenschaften ableiten, zu einem Katalog allgemeiner Anwendungsmöglichkeiten zusammenfassen:

- als abdeckendes, reizmilderndes Mittel auf der Haut, zum Beispiel bei wunder Haut, Brandwunden, Sonnenbrand oder Schuppenflechte,
- als Emolliens von Schorf und Krusten,
- als Vehikelsubstanz zur Förderung der Resorption lipoidlöslicher Arzneistoffe bei perkutaner, intramuskulärer oder peroraler Applikation.

Ungesättigte Fettsäuren, besonders Linol- und Linolen- sowie Arachidonsäure, werden vom menschlichen Organismus nicht selbst synthetisiert, sind also essenzielle Stoffe, die häufig in Laienpublikationen als Vitamin F zusammengefasst werden. Sie gelten als notwendige Bausteine für die Membranen, sowie als Ausgangsstoffe für die Biosynthese der Prostaglandine. Werden mit der Nahrung zu wenig ungesättigte Fettsäuren zugeführt, kann es unter anderem zu pathologischen Hautveränderungen kommen, was diese Fettsäuren zu Therapeutika bei Hauterkrankungen machte. Innerlich wirken alle fetten Öle choleretisch, das heißt die Gallensekretion wird angeregt, sowie abführend.

OLIVENÖL – Olivae oleum Ph.Eur. – Oleum Olivarum

Stammpflanze. Olivenöl ist das nichttrocknende Öl der krischengroßen Steinfrüchte des Ölbaumes *Olea europaea* L. (Oleaceae). Der bis zu 20 m hohe immer-grüne Baum ist im Mittelmeergebiet beheimatet, wird aber auch in zahlreichen Kulturen Südafrikas, Kaliforniens, Argentiniens und Australiens angebaut.

Gewinnung. Das Arzneibuch schreibt das native Olivenöl (früher Jungfernöl) vor, das aus zerkleinertem Fruchtfleisch von selbst ausfließt oder kalt gepresst wird.

Inhaltsstoffe. Das native Öl besteht aus einem Gemisch von Glyceriden, die 80 bis 85 % Ölsäure, 8 bis 15 % Palmitinsäure und 5 bis 10 % Linolsäure enthalten. Außerdem werden geringe Mengen veresterte Myristin-, Stearin- und Arachinsäure gefunden. Daneben analysiert man als unverseifbaren Anteil bis zu 1,5 % den Kohlenwasserstoff Squalen.

MANDELÖL – Amygdalae oleum Ph.Eur. – Oleum Amygdalarum

Das im Ph.Eur. beschriebene Mandelöl ist ein relativ häufig als Speiseöl, aber auch als Grundlage vieler Kosmetika verwendetes Öl. Es stammt von den reifen Samen des Mandelbaumes *Prunus dulcis* (MILLER) D.A. WEBB var. *dulcis* und *Prunus dulcis* (MILLER) D.A. WEBB var. *amara* (D.C.) BUCHHEIM (Rosaceae). Der Mandelbaum ist im westlichen Zentralasien beheimatet, wird aber im Mittelmeergebiet und anderen Subtropen seit längeren Zeit angebaut. Das durch Auspressen gewonnene Öl besteht hauptsächlich aus Glyceriden der Öl- und der Linolsäure.

ERDNUSSÖL – Arachidis oleum Ph.Eur. – Oleum Arachidis

Stammpflanze. Das Erdnussöl wird aus den Samen der Erdnuss *Arachis hypogaea* L. (Fabaceae) gewonnen. Die bis zu 50 cm hohe, in Brasilien beheimatete krautige

Pflanze wird in den USA, Indien, China und Westafrika kultiviert. Charakteristisch für die Erdnuss sind ihre Hülsenfrüchte, die in der Erde reifen, da sich nach der Befruchtung der Gynophor stark verlängert, sich nach unten neigt und bis zu 8 cm in die Erde eindringt.

Gewinnung. Die Arzneibuchware wird durch Kaltpressung oder durch Extraktion mit Hexan gewonnen, wobei die zweite Ware auf jeden Fall einer Raffination unterzogen werden muss.

Inhaltsstoffe. Das Erdnussöl ist ein Glyceridgemisch mit 60 % Ölsäure, 25 % Linolsäure, 4 bis 8 % Palmitinsäure, 3 bis 5 % Stearinsäure sowie bis zu 5 % Arachinsäure und Lignocerinsäure.

Verwendung. Hauptsächlich als Speiseöl. Erdnussöl ist pharmazeutisch gut als Vehikel zur intramuskulären Injektion von Arzneistoffen geeignet, da es sich bei Heißluftsterilisation und Lagerung wenig verändert. Erdnussöl ist außerdem Hauptbestandteil der Kühlsalbe.

RIZINUSÖL – Ricini oleum Ph.Eur. – Oleum Ricini

Stammpflanze. Das Rizinusöl stammt aus dem Samen der *Ricinus communis* L. (Euphorbiaceae). Im **DAB** ist außerdem ein gereinigtes Öl als **raffiniertes** und ein **hydriertes Rizinusöl** aufgenommen worden. Die monözische Pflanze ist in gemäßigten Klimaten einjährig, in tropischen Gebieten ein bis zu 15 m hoher schnellwachsender Baum. Rizinus ist eine der ältesten Kulturpflanzen, deren Heimat Indien ist. Heute werden die Hauptmengen Rizinusöl in Indien, Brasilien, Argentinien sowie in Afrika und in den GUS-Staaten produziert.

Gewinnung. Neben dem Öl enthalten die Samen das Toxalbumin Ricin (sechs Rizinussamen sind für Kinder, zwanzig für Erwachsene tödlich), Allergene, Lipasen und das Alkaloid Ricinin. Das durch die Arzneibücher vorgeschriebene Verfahren der Kaltpressung verhindert die Verunreinigung des Öls durch die genannten Begleitsubstanzen. Wird warm gepresst, findet man Ricin im Öl, das durch verschiedene Manipulationen entfernt werden muss, zum Beispiel durch Aufkochen mit Wasser. Auch kalt gepresste Öle werden diesem Prozess unterzogen, um sicher zu gehen, dass kein Ricin enthalten ist.

Inhaltsstoffe. An den Glyceriden des Rizinusöls ist zu 86 % Ricinolsäure (12-Hydroxy-9,10-cis-octadecensäure) beteiligt neben Stearinsäure, Ölsäure und Linolsäure. Die Zusammensetzung wird für die gute Alkohollöslichkeit, die Unlöslichkeit in Benzin und die hohe Viskosität verantwortlich gemacht, was mit den Hydroxy-Gruppen der Ricinolsäure begründet wird.

Verwendung. Rizinusöl gilt als sicher wirksames Abführmittel. Die Wirkung setzt im Dünndarm nach zwei bis vier Stunden ein, nachdem die Triglyceride verseift sind und Ricinolsäure frei wird. Die Säure hat hydragoge Eigenschaften, regt die Peristaltik des Dünndarms an und beschleunigt die Entleerung des Dickdarms. Die Nebenwirkungen sind bei sachgerechtem Gebrauch gering. Daneben hat Rizinusöl Bedeutung als Zusatz zu alkoholhaltigen Dermatika und Kosmetika sowie als Schmiermittel für schnelllaufende Motoren.

Wachse

Von den Fetten und fetten Ölen werden chemisch die Wachse unterschieden, bei denen im Gegensatz zu den Fetten nicht Glycerol, sondern langkettige, einwertige

Alkohole (Wachsalkohole) oder Sterine mit den Fettsäuren verestert sind.

Als Alkohole treten hauptsächlich Cetylalkohol (16 C-Atome), Carnaubylalkohol (24 C-Atome), Cerylalkohol (26 C-Atome), n-Octacosylalkohol (Octacosanol) (28 C-Atome), Myricylalkohol (30 C-Atome) auf.

Wachse sind der physiologischen Bedeutung nach keine Energiespeicher, sondern Ausscheidungen der Pflanzen und Tiere, was sie zu Sekundärstoffen macht. Man findet sie bei den Pflanzen hauptsächlich als epidermale Auflagerungen auf den Blättern, den Stängeln und den Früchten, wo sie die Funktion eines Verdunstungsschutzes haben. Im Zellplasma trifft man Wachse nur sehr selten an. Neuere Forschungen konnten auch für Wachse als Kutikulasubstanz nachweisen, dass sie wie viele andere Sekundärstoffe einem ständigen Auf- und Abbau unterliegen.

WOLLWACHS – Adeps lanae Ph.Eur.

Gewinnung. Wollwachs stellt die wachsartigen, möglicherweise durch Bakterieneinwirkung veränderten Hautausscheidungen der Schafe (*Ovis aries* L.; Bovidae) dar. Die geschorene Wolle wird zur Reinigung mit Natriumcarbonat-Seifenlösung gewaschen. Durch Zentrifugation der Waschflotten erhält man ein rohes Wollwachs mit kleiner Säurezahl. Aus der Waschflotte wird das Wollwachs mit Säure ausgefällt, ein Rohprodukt mit hoher Säurezahl, das weiter gereinigt werden muss. Die freien Fettsäuren werden durch Neutralisation entfernt. Anschließendes Bleichen und Desodorieren führt dann zum gereinigten Wollwachs.

Inhaltsstoffe. Die Zusammensetzung des Wollwachses ist sehr komplex. Es besteht aus 1 bis 2 % Kohlenwasserstoffen und freien Fettsäuren, circa 3 %

Tab. 2.2   Kennzahlen der fetten Öle, Fette und Wachse

	SZ (max)	OH-Z (mindest.)	POZ (max)	VZ	UVA % (max)	JZ (max.)	Ester-zahl	max.H_2O-Gehalt
Olivenöl	2,0	–	15	–	1,5	–	–	–
Olivenöl zur parenteralen Anw.	0,5	–	5	-	1,5	–	–	0,1
Mandelöl	1,5	–	12	–	0,7	–	–	-
Mandelöl zur parenteralen Anw.	0,5	–	5	–	0,7	–	–	0,3
Erdnussöl	0,6	–	5	–	1,0	–	–	-
Erdnussöl zur parenteralen Anw.	0,5	–	5	–	1,0	–	–	0,3
Rizinusöl	2,0	150	5	176 – 187	0,8	82 – 90	–	–
Rizinusöl zur parenteralen Anw.	2,0	150	5	176 – 187	0,8	82 – 90	–	0,3
Wollwachs	1,0	–	20	90 – 105	–	–	–	–
Wachs gelb	17 – 22	–	–	87 – 102	–	-	70 – 80	–
Wachs gebleicht	17 – 24	–	–	87 – 104	-	–	70 – 80	–

SZ = Säurezahl; OH-Z = Hydroxylzahl; POZ = Peroxidzahl; VZ = Verseifungszahl; UVA = unverseifbarer Anteil; JZ = Jodzahl

freien Alkoholen, sowie 95 % Estern mit 20 % aliphatischen ein- und zweiwertigen Alkoholen (mit 16 bis 30 C-Atomen) und 57 % Sterinen wie Cholesterol, Lanosterol, Dihydrolanosterol. Der Säureanteil setzt sich aus geradkettigen Fettsäuren, Hydroxyfettsäuren sowie verzweigten Fettsäuren mit endständigen Isopropyl- und Isobutylresten zusammen.

Verwendung. Als wasseraufnehmende Salbengrundlage für Wasser-in-Öl-Emulsionen gut geeignet, da Wollwachs mit den Wollwachsalkoholen eigene W/O-Emulgatoren mitbringt.

GEBLEICHTES WACHS – Cera alba Ph.Eur.

GELBES WACHS – Cera flava Ph.Eur.

Gewinnung. Das Bienenwachs ist eine von der Biene *Apis mellifica* L. (Apidae) in Drüsen produziertes Exkret, das zum Wabenbau verwendet wird. Aus den Waben wird das Wachs durch Ausschmelzen gewonnen und im geschmolzenen Zustand zur Reinigung durch Siebe und Tü-

cher filtriert. Das so gereinigte Produkt ist gelbes Wachs. Wird eine Bleichung mit zum Beispiel Dichromat und Schwefelsäure oder an Kohlefilter angeschlossen, erhält man gebleichtes Wachs.

Inhaltsstoffe. 70 bis 75 % des Bienenwachses ist ein Estergemisch, das aus langkettigen Alkoholen, wie Myricyl-, Ceryl- und Octacosylalkohol, verestert mit Palmitin- und Cerotinsäure, besteht. Neben den Wachsen werden Kohlenwasserstoffe, freie Wachssäuren und – alkohole gefunden.

Verwendung. Bestandteil von Salbengrundlagen zum Beispiel der Kühlsalbe.

3. Aminosäure, Peptide, Proteine

Die bisher beschriebenen Stoffwechsel der Kohlenhydrate und Fettsäuren ließen einen Zusammenhang erkennen, der in der Brenztraubensäure ihr Bindeglied

Tab. 3.1 Aminosäuren

a	H–CH–COOH mit NH$_2$ (H oben)	Glycin	k	H$_3$C–CH–CH$_2$–CH–COOH mit CH$_3$ und NH$_2$	L-Leucin
b	H$_3$C–CH–COOH mit NH$_2$	L-Alanin	l	H$_3$C–CH$_2$–CH–CH–COOH mit H$_3$C und NH$_2$	L-Isoleucin
c	HO–CH$_2$–CH–COOH mit NH$_2$	L-Serin	m	Prolin-Ringstruktur (N–H, COOH)	L-Prolin
d	HS–CH$_2$–CH–COOH mit NH$_2$	L-Cystein	n	Hydroxyprolin-Ringstruktur (HO, N–H, COOH)	L-Hydroxyprolin
e	C$_6$H$_5$–CH$_2$–CH–COOH mit NH$_2$	L-Phenylalanin	o	Indolring–CH$_2$–CH–COOH mit NH$_2$	L-Tryptophan
f	HO–C$_6$H$_4$–CH$_2$–CH–COOH mit NH$_2$	L-Tyrosin	p	HOOC–(CH$_2$)$_2$–CH–COOH mit NH$_2$	L-Glutaminsäure
g	HOOC–CH$_2$–CH–COOH mit NH$_2$	L-Asparaginsäure	q	Imidazolring–CH$_2$–CH–COOH mit NH$_2$	L-Histidin*
h	H$_3$C–CH–CH–COOH mit CH$_3$ und NH$_2$	L-Valin	r	H$_2$N–(CH$_2$)$_4$–CH–COOH mit NH$_2$	L-Lysin
i	H$_3$C–CH–CH–COOH mit OH und NH$_2$	L-Threonin	s	H$_2$N–CH$_2$–CH–(CH$_2$)$_2$–CH–COOH mit OH und NH$_2$	L-Hydroxylysin
j	H$_3$C–S–(CH$_2$)$_2$–CH–COOH mit NH$_2$	L-Methionin	t	H$_2$N–C(=NH)–NH–(CH$_2$)$_3$–CH–COOH mit NH$_2$	L-Arginin*

* essentiell nur für Säuglinge

hat. Diese Säure hat bei Gegenwart des passenden Enzymmusters auch die Möglichkeit, in den Aminosäurestoffwechsel, beziehungsweise Eiweißstoffwechsel überzuleiten. Das natürliche Depot für organisch gebundenen Stickstoff ist die Glutaminsäure, die aus α-Oxoglutarsäure durch Bindung von Ammoniak bei Gegenwart eines Wasserstoffdonators (NADH + H$^+$) und Glutaminsäuredehydrogenase als Katalysator entsteht. Glutaminsäure ist in der Lage, den Stickstoff auf andere α-Oxosäuren, wie zum Beispiel Brenztraubensäure, zu übertragen. Diese Transaminierung wird durch Enzyme gesteuert, die Vitamin B$_6$ als prosthetische Gruppe benötigen. Beim Abbau der Aminosäuren werden diese Reaktionen in der Gegenrichtung durchlaufen.

Bis auf Glycin sind alle natürlich vorkommenden Aminosäuren optisch aktiv. Sie besitzen mindestens ein asymmetrisches C-Atom. Obwohl zwei optische Isomeren möglich sind, werden in der Natur in erster Linie Aminosäuren der L-Reihe gefunden. Tabelle 3.1 zeigt alle natürlich vorkommenden Aminosäuren. Von den 20 Säuren können 8 (e, g, h, i, j, k, l, o) vom menschlichen Organismus nicht synthetisiert werden, müssen also mit der Nahrung zugeführt werden und werden als essentielle Aminosäuren bezeichnet. Säuglinge benötigen zusätzlich noch Histidin und Arginin.

Für die Pharmazeutische Biologie spielen die Aminosäuren bezüglich Wirkstoffbetrachtung eine untergeordnete Bedeutung, da sie als Intermediärprodukte des Primärstoffwechsels keine therapeutische Wirkung zeigen. Anders sieht es mit den Sekundärprodukten aus, die sich aus den Aminosäuren ableiten, wie Alkaloide, Purinderivate, Phenylpropane und viele andere Stoffe, die an anderen Stellen des Buches behandelt werden.

Aminosäure werden in der Zelle an den Ribosomen durch ein kompliziertes System, an dem Nukleinsäuren maßgebend beteiligt sind, zu Peptiden (Oligo- und Poly-) verbunden, die ab einer Molmasse von 10^4 g · mol^{-1} als Proteine bezeichnet werden.

In die Gruppe der Peptide gehören auch einige Antibiotika, wie die Gramicidine, Polymyxine und Bacitracine, deren Aminosäureketten zum Teil linear oder cyclisch angeordnet sind oder wie bei den Polymyxinen zusätzlich Fettsäurereste tragen. Auch der Grundkörper der Penicilline, die 6-Aminopenicillansäure, kann als Dipeptid aus Valin und Cystein angesehen werden.

6-Aminopenicillansäure

Interessant sind weiter die Toxalbumine vieler Pflanzen, wie Ricin des Rizinussamens oder das Pilzgift Phalloidin, ein Heptapeptid des Knollenblätterpilzes. Auch die Inhaltsstoffe der Mistel können in diese Gruppe eingeordnet werden.

MISTELKRAUT DAB – Visci herba

Stammpflanze. *Viscum album* L. (Loranthaceae), ein Halbschmarotzer, der in Europa und Asien auf nahezu allen Laubbäumen (außer Buche) heimisch ist. Zwei Unterarten wachsen nur auf Nadelhölzern. Die Droge wird meist eingeführt aus den Balkanländern, der Türkei und Russland. Als Droge werden die ganzen oder geschnittenen, getrockneten, jüngeren Zweige mit Blättern, Blüten und vereinzelten Früchten gehandelt.

Inhaltsstoffe und Wirkprinzip. Das Wirkungsprinzip der Mistel wird unter anderem von dem Polypeptidgemisch Viscotoxin mitgestimmt. Ihm wird eine blutdrucksenkende Wirkung nachgesagt, die aber nur nach parenteraler Gabe nachweisbar ist, was darauf hinweist, dass die ebenfalls gefundenen Stoffe Cholin und Acetylcholin an der Wirkung beteiligt sein dürften. Auch die zweite Wirkstoffgruppe der Mistel, die Lektine, sind Proteine (Glykoproteine). Sie haben die Eigenschaft, mit dem Kohlenhydratanteil von Zelloberflächen selektiv zu reagieren, was zur Namengebung (legere lat.: auswählen) geführt hat. Die Lektine werden für die Antitumor- und die immunstimulierende Wirkung verantwortlich gemacht.

Anwendung. Die Kommission E hat sich positiv zum Einsatz der Mistel als Palliativtherapeutikum im Sinne einer unspezifischen Reiztherapie bei malignen Tumoren geäußert. Außerdem zur Segmenttherapie bei degenerativ entzündlichen Gelenkerkrankungen durch Auslösung cuti-visceraler Reflexe nach Setzen lokaler Entzündungen durch intracutane Injektionen. Rein empirisch wird die Droge als Adjuvans bei Bluthochdruck, Schwindelgefühl und Blutandrang zum Kopf verwendet, ohne eine klinische Wirksamkeit nachgewiesen zu haben.

Darüber hinaus werden aus der Stoffgruppe der Proteine, zu denen auch die Enzyme als lebenswichtige Biokatalysatoren zählen, eine Reihe von Stoffen therapeutisch genutzt. Stellvertretend sollen drei genannt werden:

Gelatine Ph. Eur., ein aus dem Gerüstprotein Kollagen tierischer Häute, Bindegewebe und Knochen gewonnener Stoff, der zur Herstellung von Kapseln und Zinkleim, als Mittel örtlicher Blutstillung, als Blutersatzmittel und vieles mehr Verwendung findet. Vor dem Hintergrund der BSE-Diskussion ist Gelatine ins Gerede gekommen. Bei sorgfältigem Herstellungsverfahren sollte die in den Handel kommende Gelatine Prionen-frei sein.

Catgut Ph.Eur., ein natives Kollagen, meist aus Rindersehnen hergestellt, wird zur resorbierbaren chirurgischen Nahtmaterialien verarbeitet.

Pepsin Ph.Eur., ein im sauren Milieu aktives, die Eiweißspaltung katalysierendes Verdauungsenzym, das aus Schweine- und Schafsmägen isoliert und zur Substitutionstherapie bei Verdauungsinsuffizienzen eingesetzt wird, oft in Kombination mit Pankreasenzymen, Trypsin, Chymotrypsin (beides Peptidasen) und Lipasen.

Neben diesen tierischen Proteinen sind auch einige pflanzliche Eiweißstoffe therapeutisch interessant, wie Papain, das als Enzym die Eiweißspaltung katalysiert. Es stammt aus den Früchten des Melonenbaumes, *Carica papaya* L. (Caricaceae) und wird erfolgreich zur Bekämpfung von Eingeweidewürmern nach dem Prinzip der Verdauung nativen Eiweißes und bei der Therapie bakterieller Halsentzündungen eingesetzt. Gleiche Indikationen hat die Proteinase Bromelain, die aus den Früchten der Ananaspflanze, *Ananas comosus* (L.) MERRILL (Bromeliaceae) stammt.

In die Gruppe der Proteine sind auch die Schlangengifte und das Bienengift einzuordnen, die im Wesentlichen Gemische aus Enzymen darstellen.

TEIL II
SEKUNDÄRE
STOFFWECHSELPRODUKTE

Sekundäre Stoffwechsel-produkte als Haupt-inhaltsstoffe

Stoffwechselprodukte, die im Gegensatz zu den Kohlenhydraten, Fetten und Ei-weißen keine Energiespeicher sind und nicht unbedingt für die Aufrechterhaltung der Lebensvorgänge erforderlich sind, werden zu den sekundären Stoffwechsel-produkten zusammengefasst. Eine ge-naue Abgrenzung zwischen primären und sekundären Stoffen kann trotzdem nicht gezogen werden. Sekundärstoffe gehen zwar aus Primärstoffen hervor, werden aber offensichtlich auch wieder am Um-satz beteiligt, denn an den Tages-, Monats- und Jahresprofilen dieser Stoffe wird deutlich, dass sie ständig auf- und abge-baut werden.

Ihre primäre Funktion ist, der Pflanze zu Selektionsvorteilen zu verhelfen und damit den Erhalt der Pflanze zu garantie-ren. So würden zum Beispiel nikotinfreie Tabakpflanzen dem Tierfraß zum Opfer fallen oder Pflanzen mit unscheinbaren Blüten ohne spezifischem Insektenlock-stoff unbefruchtet bleiben und keine Ver-breitung durch geschlechtliche Fortpflan-zung erfahren.

Im Gegensatz zu den Primärstoffen werden die Sekundärstoffe nicht in jeder Zelle gefunden, sondern nur in speziellen Organen oder Ausscheidungsdrüsen. Da sie zum Teil durch Anpassungsvorgänge an die jeweilige Umwelt entstanden sind, hat jede Art ein für sie charakteristisches Sekundärstoffmuster, was in der Chemo-taxonomie mit zur systematischen Eintei-lung der Pflanzen genutzt wird.

1. 1-Phenylpropan-Derivate

Stoffe, die sich vom 1-Phenylpropan ab-leiten, sind im Pflanzen- und Tierreich weit verbreitet. Sie bilden eine Über-gangsgruppe zwischen den Primär- und dem Sekundärstoffwechsel, da sie in bei-den Stoffwechseln Bedeutung haben.

$\langle\!\!\langle\rangle\!\!\rangle$—CH$_2$—CH$_2$—CH$_3$ 1-Phenyl-propan

Biogenetisch leiten sich die 1-Phenylpro-pane von zwei Stoffen des Kohlenhydrat-stoffwechsels ab: der schon erwähnten Brenztraubensäure und der Tetrose D-Erythrose, die ein Zwischenprodukt im Fotosynthesecyclus ist. Über mehrere Re-aktionsschritte entstehen die Aminosäure Tyrosin und Phenylalanin, beides Phenyl-propan-Derivate des Primärstoffwechsels. Desaminierung dieser Aminosäuren führt zur Zimtsäure beziehungsweise 4-Hydro-xyzimtsäure (p-Cumarsäure), zwei echte sekundäre Stoffwechselprodukte.

D-Erythrose-4-*P* + Brenztraubensäure-*P*

Tyrosin

Phenylalanin

4-Hydroxyzimtsäure

Zimtsäure

Von der Zimtsäure leitet sich eine Reihe substituierter Zimtsäuren-Derivate ab, wie die Kaffeesäure und o-Cumarsäure (2-Hydroxyzimtsäure

Kaffeesäure

o-Cumarsäure (2-Hydroxyzimtsäure)

Die Doppelbindung in der Seitenkette macht Dimerisierungen möglich. Ein Produkt ist zum Beispiel die Rosmarinsäure.

Rosmarinsäure

Zimtsäure und ihre Hydroxy-Derivate sind direkte Ausgangsstoffe für eine Vielzahl weiterer sekundärer Stoffwechselprodukte. Die Reduktion führt beispielsweise zu Aldehyden, Alkoholen und Kohlenwasserstoffen, die zu den Hauptinhaltsstoffe ätherischer Öle (s. S. 67) zählen.

An der Doppelbindung in der Seitenkette sind zwei Stellungsisomeren möglich, von denen das trans-Isomer beide Substituenten auf verschiedenen Seiten, das cis-Isomer auf der gleichen Seite trägt.

trans-2-Hydroxyzimtsäure

trans-2-Hydroxyzimtsäure

Wie die Formeln zeigen, steht bei dem cis-Isomer die 2-Hydroxy-Gruppe des Phenylrings in unmittelbarer Nachbarschaft zur Carboxy-Gruppe der Seitenkette, was eine Kondensation möglich erscheinen lässt. Diese Reaktion führt zu einem Lacton, das α-Chromonstruktur hat und Cumarin bezeichnet wird.

Gluco-2-Hydroxyzimtsäure

Cumarin

Im Pflanzenreich bildet sich Cumarin erst in der abgestorbenen Pflanze. Die native Pflanze enthält als Vorstufen des Cumarins Glykoside der beiden Isomere der 2-Hydroxyzimtsäuren, deren Gleichgewichtseinstellung durch eine Isomerase katalysiert wird. Bei der Ernte und anschließendem Trocknen der Pflanze werden die Glykoside hydrolisiert. Die frei gewordene cis-2-Hydroxyzimtsäure cyclisiert spontan zum Cumarin und wird durch die Gleichgewichtsverschiebung kontinuierlich aus dem trans-Isomer nachgeliefert. Cumarin wird an dem charakteristischen Geruch der Droge erkannt.

Die Bedeutung der Cumarindrogen ist gering. Sie finden nur noch Anwendung als Geruchskorrigenzien in Teemischungen, wie zum Beispiel der Steinklee (Herba Meliloti, *Meliloti altissima* J.L.THUILLIER, Fabaceae) in Hustentees.

Derivate des Cumarins sind die Aflatoxine, Stoffwechselprodukte mancher Schimmelpilz, die zu den stärksten Karzinogenen gezählt werden.

Einige Hydroxycumarine, wie Aesculin, aus *Aesculus hippocastanum* L. (Hippocastaceae), zeigen starke Absorption im UV-Lichtspektrum und werden deshalb in Lichtschutzmittel als Lichtfilter verarbeitet.

Aesculin

Polymere Phenylpropane

Neben der Möglichkeit der Cyclisierung können die Phenylpropan-Derivaten auch polymerisieren. Sie führt zu dem im Pflanzenreich weit verbreiteten Lignin. Es ist mit 15 bis 30 % neben Cellulose und Hemicellulosen einer der Hauptbestandteile der verholzten Zellwände.

Lignin lagert sich in die interfibrillären und intermicellären Räume des Cellulosegerüstes ein und führt zu einer mechanisch widerstandsfähigeren, wasser- und luftdurchlässigen, aber unelastischen Zellwand. Lignin ist kein einheitlich zu definierender Stoff. Es entsteht aus den Glucosiden einiger Phenylpropanalkohole, wie Coniferyl-, Sinapyl- und 4-Cumarylalkohol.

Nach enzymatischer Abspaltung der Glucose werden die freien Hydroxyphenylpropanole in Radikale überführt, die über Radikalkettenreaktionen ein hochpolymeres, dreidimensionales Ligninmolekül aufbauen können, das mit der Cellulose der Zellwand sich verbindet. Je nach Pflanzenart kann der Anteil des Coniferyl- (bei Coniferen), des Sinapyl- (bei Angiospermen) oder des 4-Cumarylalkohols (bei Monokotyledonen) überwiegen.

Treffen zwei Radikale aufeinander, die in der Seitenkette am β-C-Atom ihr ungepaartes Elektron besitzen, kann es zu einer β-β'-Verknüpfung kommen, die zu stabilen dimeren Phenylpropanen, den Lignanen, führt. Sie sind Bestandteile vieler Harze, zum Beispiel des Guajakholzes, der Cubeben (Cubebin siehe Formel), sowie des harzartigen Podophyllins, das als Abführmittel, Chologogum und Zytostatikum einen vielfältigen Indikationskatalog aufweist.

Lignan (Cubebin)

Zum Teil können die Phenylpropane abgebaut werden, was analog zu den Fettsäuren durch eine β-Oxidation geschieht.

$R^1 = OCH_3$	$R^2 = H$	Coniferin
$R^1 = R^2 = OCH_3$		Syringin
$R^1 = R^2 = H$		Gluco-*p*-Cumarylalkohol

Sie führt über eine Verkürzung der Seitenkette zu den Phenylcarbonsäuren, die damit als Abbauprodukte biogenetisch den Phenylpropanen zugeordnet werden. Einige bedeutende Drogeninhaltsstoffe sind darunter zu finden, wie die Benzoesäure und die Salicylsäure. In der mittel- und südamerikanischen Schlingpflanze *Vanilla planifolia* ANDR. (Orchidaceae)

wird die Ferulasäure durch eine oxidative Verkürzung der Seitenkette direkt in das Aldehyd Vanillin überführt das in Mengen von 1 bis 3 % in den Früchten als Glucosid vorkommt. Großtechnisch lässt sich Vanillin auch aus Eugenol und aus dem Lignin der Coniferen durch Ozonisierung (100 kg Holzmehl liefern 2 kg Vanillin) herstellen.

Zimtsäure — β-Oxidation → Benzoesäure

o-Cumarsäure — β-Oxidation → Salicylsäure

Ferulasäure — Oxidation → Vanillin

WEIDENRINDE DAB – Salicis cortex – Cortex Salicis

Die von zahlreichen *Salix*-Arten (Salicaceae) stammende Rindendroge wird als Schnittdroge in einigen Teemischungen, zum Beispiel Rheuma- und Grippe-Tees, verarbeitet. Das Wirkprinzip liegt in dem Inhaltsstoff Salicin begründet, das zu rund

7 % in der Droge enthalten ist. Es ist das Glucosid des 2-Hydroxybenzylalkohols (Saligenin), das im menschlichen Organismus nach Abspaltung der Glucose zu Salicylsäure weiteroxidiert wird. Sie wird für die antipyretischen, antirheumatischen und analgetischen Wirkungen der Droge verantwortlich gemacht.

Salicin — -Glucose — Oxidation → Salicylsäure

BÄRENTRAUBENBLÄTTER – Uvae ursi folium Ph.Eur. – Folia Uvae ursi

Stammpflanze. Die Droge stammt von der kleinen, immergrünen, strauchigen Bärentraube *Arctostaphylos uva-ursi* (L.) SPRENG. (Ericaceae), die auf Heideböden Nord- und Mitteleuropas sowie in Asien und Nordamerika verbreitet ist.

Gewinnung. Die Droge wird nur von wildwachsenden Pflanzen gesammelt. Über den günstigsten Zeitpunkt der Ernte gehen die Meinungen auseinander, meist wird das Frühjahr bevorzugt.

Inhaltsstoffe. Der Hauptwirkstoff ist das Arbutin (Mindestgehalt 6 %), ein Hydrochinon-β-glucosid, dessen Beziehung zu den Phenylpropanen nicht direkt erkennbar ist.

Arbutin   Methylarbutin

Der Abbau der 4-Hydroxyzimtsäure durch β-Oxidation führt zur 4-Hydroxybenzoesäure, die durch oxidative Decarboxylierung in das Hydrochinon überführt wird. Damit ist Hydrochinon als Metabolit der Phenylpropane definiert.

4-Hydroxybenzoesäure   Hydrochinon

Das Arbutin wird von wechselnden Mengen Methylarbutin (bis zu 40 % des Arbutingehaltes) und von geringen Mengen Hydrochinon, das durch Hydrolyse aus dem Arbutin entsteht, begleitet. Außerdem findet man 15 bis 20 % Gerbstoffe der Gallotanninreihe und bis zu 1 % Flavonglykoside.

Hydrochinon

Chinon

Verwendung. Aufgrund des Redoxsystems Hydrochinon – Chinon hat Arbutin desinfizierende Eigenschaften. Bärentraubenblätter werden deshalb als Harndesinfiziens eingesetzt. Die desinfizierende Wirkung tritt erst dann ein, wenn aus dem Arbutin beziehungsweise den Ausscheidungsprodukten Hydrochinonglukoronid und -schwefelsäureester im Harn Hydrochinon freigesetzt wird. Dazu ist ein schwach alkalisches Milieu erforderlich. Auch das Redoxsystem (siehe Reaktionsgleichung) ist pH-abhängig und auf ein alkalisches Milieu angewiesen, was bei Einnahme durch gleichzeitige Natriumbicarbonatgabe provoziert werden kann. In der Diskussion wird die desinfizierende Wirkung als gering beschrieben, von einigen Autoren sogar bezweifelt. Einige Arbeiten weisen allerdings darauf hin, dass

die antibakterielle Wirkung der Arbutin-
ausscheidungsprodukte bei alkalisiertem
Harn als gut zu beurteilen ist. Die oft be-
obachtete Magenreizung mit Erbrechen
findet ihre Erklärung in dem hohen Gerbstoffgehalt. Um diese Nebenwirkung aus-
zuschalten, werden Kaltwassermatzerate
empfohlen, in denen der Gerbstoff in ver-
träglichen Konzentrationen vorliegt.

**Makroskopische und mikroskopische
Untersuchungen.** Die Droge, die in Tees
geschnitten Verwendung findet, zeichnet
sich durch kleine dicke und ledrige Blattfragmente aus. Sie sind von einer tiefen
Mittelrippe durchzogen und besitzen eine
netzartige Nervatur. Die Oberseite der
spatenförmigen Blattspreite ist dunkelgrün, die Unterseite heller. Die einge-

weichten Blätter (in Wasser oder 50-pro-
zentigem Alkohol) lassen sich relativ gut
schneiden und zeigen im Querschnitt den
charakteristischen Aufbau des Bärentraubenblattes (Abb. 2.1). Es wird durch die
oberen und untere Epidermis (oe; ue) be-
grenzt, wobei nur die untere Spaltöffnungen (sp) trägt. Beide Epidermen zeichnen
sich durch eine sehr dicke Kutikula (cut)
aus. Unter der oberen Epidermis baut sich
ein mehrschichtiges Palisadenparenchym
(pl) auf, dem sich nach unten ohne scharfe Trennung das aus isodiametrischen Zellen   bestehende   Schwammparenchym
(schp) mit Interzellularräumen (int) an-
schließt. Der Mittelnerv mit kollateralem
Leitbündel baut sich aus einem Gefäßteil
(g) und einem Siebteil (si) auf, durchzo-

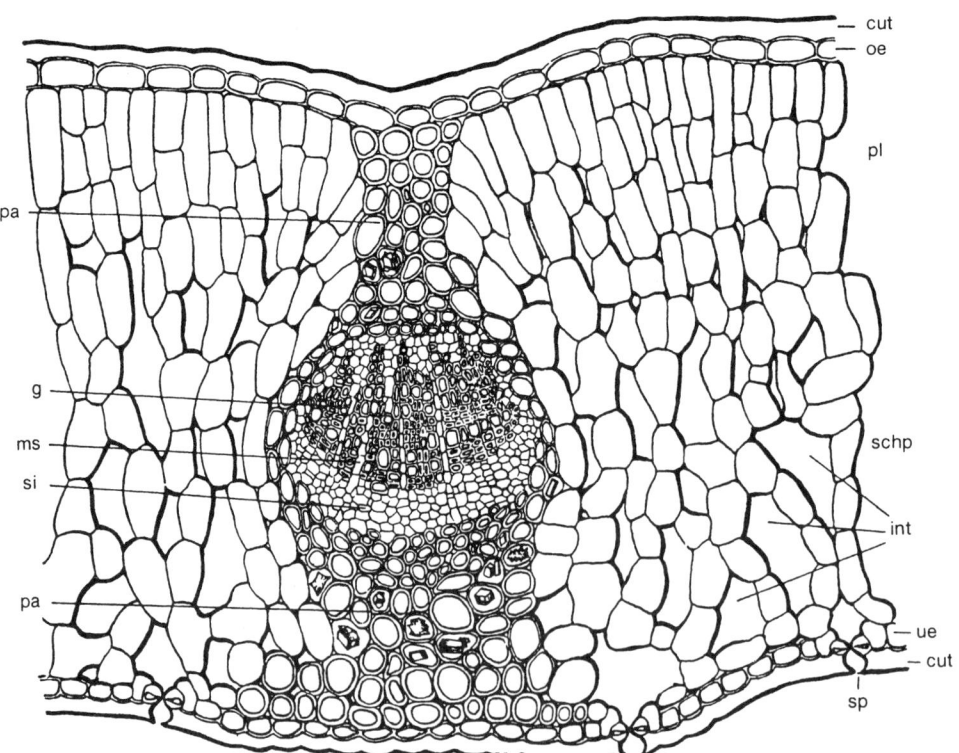

Abb. 2.1 Querschnitt des Bärentraubenblattes. Erläuterungen siehe Text. Vergrößerung circa 150fach
(aus Karsten, Weber, Stahl; nach Weber)

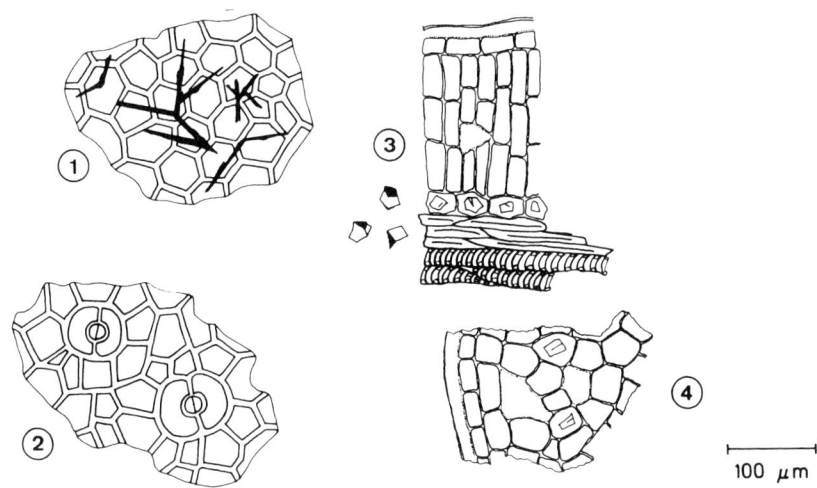

100 μm

Abb. 2.2 Pulver des Bärentraubenblattes (Erläuterungen siehe Text)

gen von Markstrahlen (ms). Oben und unten schießt sich Parenchymgewebe an, deren Zellen im Gegensatz zu den Palisaden- und Schwammparenchymzellen stärkere Zellwände und zum Teil Calciumoxalateinzelkristalle aufweisen.

Das mikroskopische Bild des Pulvers (Abb. 2.2) zeigt die Elemente des Blattes in Aufsicht oder als Querschnittbruchstücke: (1) charakteristische Blattbruchstücke mit oberer Epidermis in Aufsicht mit dickwandigen Zellen und einer Kutikula, die sich durch kreuz und quer laufende Risse auszeichnet; (2) typische Blattbruchstücke mit unterer Epidermis und anomocytischen Spaltöffnungen, deren großer Vorhof dazu verleitet, sie als paracytisch zu beschreiben; (3) Querschnittsbruchstücke der oberen Blatthälfte mit Gefäßen, die von Sklerenchymfasern und Kristallzellreihen begleitet sind (es finden sich auch Einzelkristalle im Präparat); (4) Querschnittsbruchstücke der unteren Blatthälfte mit Schwammparenchym und unterer Epidermis.

Als weitere Arbutindroge sind die

Preiselbeerblätter, Folia Vitis idaeae, von *Vaccinium vitis idaea* L. (Ericaceae) zu nennen, die oft als Verfälschung oder Ersatzdroge für die Bärentraubenblätter eingesetzt werden.

Heidelbeerblätter, Folia Myrtilli, von *Vaccinium myrtillus* L. (Ericaceae), lange Zeit ebenfalls als Arbutindroge eingesetzt, scheint nach neueren Untersuchungen kein Arbutin zu enthalten. Sie werden trotzdem weiterhin volkstümlich in vielen Teemischungen verschiedener Indikationen angewandt.

2. Isoprenoide

Isoprenoide sind Pflanzeninhaltsstoffe des sekundären Stoffwechsels. Ihre Vertreter lassen in ihren chemischen und physikalischen Eigenschaften Gemeinsames oft vermissen, so dass nur der gleiche formale Aufbau als Verwandtschaftsmerkmal sichtbar wird.

Tab. 2.1 Einteilung der Terpene

	Anzahl der Isopreneinheiten	Anzahl der C-Atome	Bedeutung in/als
Hemiterpene	1	5	gering
Monoterpene	2	10	äth.Ölen, Bitterstoffe
Sesquiterpene	3	15	äth.Ölen, Bitterstoffe
Diterpene	4	20	Balsame, Harze, Vitamin A
Triterpene	6	30	Saponine, Steroide, Wachse, Harze
Tetraterpene	8	40	Carotinoide
Polyterpene	n	n × 5	Kautschuk, Guttapercha

2.1 Terpene

Alle Terpene durchlaufen den gleichen Biosyntheseweg: C_5-Einheiten (Isopren-Einheiten) werden miteinander verknüpft. Dieses Bauprinzip kann in den Terpenen gut erkannt werden:

Isopren C_5H_8

Menthon
$C_{10}H_{18}O$
Monoterpen

Squalen
$C_{30}H_{50}$
Triterpen

Bisabolol
$C_{15}H_{26}O$
Sesquiterpen

Aus den Formeln wird sichtbar, welche Vielfalt dieses Bauprinzip zulässt. Es führt sowohl zu aliphatischen als auch cyclischen Strukturen, die häufig zusätzlich sauerstoffhaltige funktionelle Gruppen tragen.

Nach der Zahl der Isopreneinheiten, die am Aufbau der Terpene beteiligt sind, werden mehrere Gruppen unterschieden, die in Tabelle 2.1 zusammengefasst sind.

Die Biosynthese der Terpene geht wie bei den Fettsäuren von der aktivierten Essigsäure aus (s. S. 45).

Damit steht die Biosynthese in direktem Bezug zu den übrigen Stoffwechseln. Analog der Fettsäurebiosynthese kondensieren im ersten Schritt zwei aktive Essigsäuremoleküle zur aktivierten Acetessigsäure. Sie addiert im nächsten Schritt ein weiteres Molekül Essigsäure, ohne vorher wie bei der Fettsäuresynthese reduziert zu werden. Das Additionsprodukt β-Hydroxy-β-methylglutaryl-CoA wird zur Mevalonsäure reduziert. Diese decarboxyliert und dehydratisiert nach Bildung eines Diphosphates zum 3-Isopentenyldiphosphat, welches im Gleichgewicht mit dem 3-Methyl-2-butenol-diphosphat steht.

Diese beiden Isomeren sind die eigentlichen Grundbausteine der Terpene und deren Derivate und werden auch als aktivierte Isoprene bezeichnet. Die Kondensation mehrerer aktivierter Isoprene führt zu Mono-, Sesqui-, Di-, Tri- und Polyterpenen (siehe Tabelle 2.1).

Die Terpene haben als Drogeninhaltsstoffe große Bedeutung. Sie sind neben den Phenylpropanen in ätherischen Ölen

Acetyl-CoA → (CoASH) → Acetacetyl-CoA → (CoASH) → β-Hydroxy-β-methylglutaryl-CoA

Mevalonsäure-diphosphat ← (2 ADP, 2 ATP) ← Mevalonsäure

3-Isopentenyl-diphosphat ⇌ 3-Methyl-2-butenol-diphosphat

zu finden (s. S. 67). Andererseits leiten sich von dem Triterpen Squalen die Steroide ab, zu denen unter anderen die Herzglykoside zählen. In diesem Zusammenhang muss auch auf die Bedeutung der Carotinoide als Tetraterpene hingewiesen werden, denn aus β-Carotin wird nach Spaltung in zwei C_{20} Teilstücke das Vitamin A. Zur Gruppe der Polyterpene gehören **Kautschuk** und **Guttapercha**, die als cis-trans-Isomere angesehen werden können: im Kautschuk liegen die Isoprenreste in der cis-, im Guttapercha in der trans-Form vor.

Kautschuk *cis*-Form

Guttapercha *trans*-Form

Beide Polyterpene werden aus Milchsäften gewonnen, die durch Verletzungen oder anderen Manipulationen aus den entsprechenden Stammpflanzen gewonnen werden: Kautschuk aus *Hevea*-Arten (Euphorbiaceae) und Guttapercha aus *Palaquium gutta* L.(HOOKER) BAILLON (Sapotaceae). Beide Drogen waren im DAB 6 noch offizinell. Während Kautschuk auch heute noch Bedeutung zur Herstellung von Heftpflastern und technisch zur Herstellung zahlreicher Gebrauchsgegenstände hat, ist die Verwendung von Guttapercha als Zahnkitt oder als Traumaticin (Lösung von Guttapercha in Chloroform) zum Wundverschluss oder als Arzneistoffträger obsolet.

2.2 Steroide

Formalchemisch sind alle Steroide substituierte Sterane, also Derivate des

Cyclopentanohydrophenanthrens, dessen Ringbezeichnungen und C-Atom-Nummerierung nach IUPAC in der Formel angegeben sind:

Biochemisch entstehen die Triterpen-Derivate aus dem aliphatischen Triterpen

Squalen. Oxidation, Cyclisierung und Methylgruppen-Verschiebung führen zum Lanosterin(besser Lanosterol), das durch oxidative Demethylierung zum Cholesterin (besser Cholesterol) umgesetzt wird. Cholesterol ist die Schlüsselsubstanz für die übrigen Steroide, wie herzwirksame Glykoside, Nebennierenrindenhormone, Sexualhormone, Vitamine der D-Gruppe und Steroidalkaloide sowie Gallensäuren.

Squalen

Lanosterin

Cholesterin

Die Vielzahl der Steroide kann unter anderem durch die verschiedenen Verknüpfungsmöglichkeiten der Ringe erklärt werden. Während bei den natürlichen Steroiden die Ringe B/C immer trans-verknüpft sind, kann die Ringverknüpfung von Ring A zu B sowohl trans als auch cis sein. Die Ringe C/D zeigen vorwiegend trans-Verknüpfung, bis auf

wenige Ausnahmen, wie die Herzglykoside mit einer cis-Verknüpfung. Die drei abgebildeten Formeln machen die sterischen Unterschiede deutlich. Die Verknüpfung ist auch für die unterschiedliche Pharmakodynamik der Stoffe, beziehungsweise der unterschiedlichen Reaktion an Rezeptoren, verantwortlich.

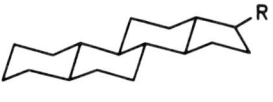

trans, trans, trans
z.B. Cholesterin

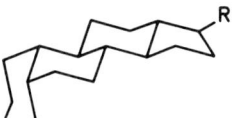

cis, trans, trans
z.B. Cholsäure

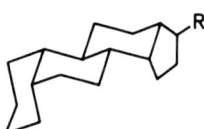

cis, trans, cis
z.B. Digitoxigenin

Haben die Steroide trans-trans-trans-Verknüpfung und eine sekundäre Alkohol-Funktion in 3-Stellung, werden sie als Sterine oder Sterole zusammengefasst. Neben dem Cholesterol gehören Sitosterol, Stigmasterol und Ergosterol in diese Gruppe. Sie sind Begleitstoffe fetter Öle und haben zum Teil pharmakologische Bedeutung. Sitosterole werden zur Senkung des Cholesterolspiegels therapeutisch eingesetzt. Ergosterol ist Ausgangsstoff für die Vitamin D_2-Synthese.

Die pharmakologisch interessantesten Stoffe aus der Gruppe der Steroide sind die Aglyka der herzwirksamen Glykoside.

Um herzwirksam zu sein, müssen einige Bedingungen erfüllt sein:

- Die sterische Verknüpfung der vier Ringe muss cis-trans-cis sein (siehe oben).
- Das Sterangerüst muss mindestens zwei Hydroxy-Gruppen tragen, eine am C-Atom 3 und eine am C-Atom 14, wobei die Hydroxy-Gruppe am C-Atom 3 mit einem Zuckerrest verethert ist.
- Die Seitenkette am C-Atom 17 muss eine ungesättigter 5- oder 6-gliedriger Lactonring scin, der in β-Stellung stehen muss. Je nach Struktur des Lactonringes werden **Cardenolide** (mit einfach ungesättigtem 5-Ring-Lacton) von **Bufadienoliden** (mit zweifach ungesättigtem 6-Ring-Lacton) unterschieden. Manipulationen am Lactonring führen zum Wirkungsverlust, was darauf hinweist, dass in diesem Strukturelement die Hauptbedingung für die Herzwirksamkeit liegt.

Cardenolid
z.B. Digitoxigenin

Bufadienolid-Derivat
z.B. Scillarenin

Alle Zucker, die über die Hydroxy-Gruppe am C-Atom 3 an das Aglykon gebunden sind, haben sechs C-Atome. Neben D-Glucose, L-Rhamnose und D-Fucose kommen eine Reihe seltener Zucker vor, die nur bei den Herzglykosiden gefunden werden.

Mit Ausnahme der D-Glucose handelt es sich um 6-Desoxyzucker, 2,6-Desoxyzucker und deren 3-Methylether. Allgemein gelten 2,6-Desoxyzuckerglykoside als leicht hydrolisierbar. Die Anzahl der Zucker, die über die Hydroxy-Gruppe am C-Atom 3 gebunden werden, bewegt sich zwischen eins und fünf. Sie sind zu einer linearen Kette verknüpft, die immer mit einem Desoxyzucker beginnt und, wenn vorhanden, mit einer Glucose endet. Die Tabelle 2.2 fasst die Formeln der wichtigsten Zucker zusammen.

Systematische Forschung hat den Katalog der Familien, bei denen Gattungen mit herzwirksamen Glykosiden gefunden werden, erheblich erweitert. Tabelle 2.3 zählt die wichtigsten Familien mit den Gattungen auf.

Tab. 2.2   Zucker der Herzglykoside

```
      CHO              CHO              CHO              CHO
       |                |                |                |
  H—C—OH          H—C—OH           H—C—OH           H—C—OH
       |                |                |                |
 HO—C—H           H—C—OH          HO—C—H          H3CO—C—H
       |                |                |                |
  H—C—OH         HO—C—H           HO—C—H           HO—C—H
       |                |                |                |
  H—C—OH         HO—C—H            H—C—OH           H—C—OH
       |                |                |                |
    CH2OH            CH3              CH3              CH3

   D-Glucose        L-Rhamnose       D-Fucose        D-Digitalose
```

```
      CHO              CHO              CHO              CHO              CHO
       |                |                |                |                |
      CH2              CH2              CH2              CH2              CH2
       |                |                |                |                |
  H—C—OH          H—C—OCH3        H—C—OCH3         H—C—OCH3        H3CO—CH
       |                |                |                |                |
  H—C—OH          H—C—OH          HO—C—H           HO—C—H          HO—C—H
       |                |                |                |                |
  H—C—OH          H—C—OH          HO—C—H            H—C—OH           H—C—OH
       |                |                |                |                |
     CH3              CH3              CH3              CH3              CH3

 D-Digitoxose      D-Cymarose       L-Oleandrose     D-Sarmentose      D-Diginose
```

Tab. 2.3   Familien mit Herzglykosiden

Familie	Gattungen z. B.	
Apocynaceae	Strophanthus	
	Nerium	(Oleander)
	Apocynum	(amerikanischer Hanf)
Asclepiadaceae		
Celastraceae	Euonymus	(Pfaffenhütchen = Zierpflanze)
Brassicaceae	Cheiranthus	(Goldlack = Zierpflanze)
Euphorbiaceae	Mallotus	(liefert Kamala)
Fabaceae		
Iridaceae		
Liliaceae	Convallaria	(Maiglöckchen)
	Urginea	(Meerzwiebel)
Meliaceae		
Melianthaceae		
Moraceae	Cannabis	(indischer Hanf)
Nymphaceae	Nymphaea	(Seerose)
Ranunculaceae	Adonis	(Adonisröschen)
	Helleborus	(Nieswurz)
Scrophulariaceae	Digitalis	(Fingerhut)
Sterculiaceae		
Tiliaceae	Corchorus	(liefert Jute)

Neben diesen Pflanzenfamilien werden auch in einigen Tieren herzwirksame Stoffe gefunden. Am bekanntesten ist das in den Hautdrüsen der Kröten (*Bufo*-Arten; *Bufonidae*) gebildete Krötengift, das als herzwirksame Steroide Bufadienolide enthält.

Da die herzwirksamen Glykoside eine geringe therapeutische Breite besitzen, ist es wichtig, die Drogen zu standardisieren. Dies kann durch Einstellung auf einen bestimmten Glykosidgehalt geschehen oder durch eine Wertbestimmung mit biologischen Verfahren. Dabei ermittelt man die Menge an Tier (in g oder kg), bei der 1 g des parenteral applizierten Präparates einen Herzstillstand herbeiführt. Als Versuchstiere werden Frösche, Katzen oder Meerschweinchen benutzt, was in der Bezeichnung des gefundenen Wertes angegeben werden muss. 1000 F.D. (Froschdosen) bedeuten danach, dass 1 g des Präparates 1000 g Frosch tötet. Inzwischen werden diese Messwerte auf internationale Einheiten umgerechnet und gegen einen Standard verglichen. Der deutsche Standard gibt seinen Wirkungswert in F.D. an: 1. I.E. = 200 F.D.

Herzwirksame Glykoside führen in therapeutischen Dosen am insuffizienten Herzen zu einer Förderung der Kontraktionskraft der Herzmuskulatur. Dieser **positiv inotrope Effekt** verbessert die Ökonomie der Herzarbeit, indem die Herzmuskelkontraktion in der Systole verstärkt wird, was zu einem erhöhtem Schlagvolumen führt und zu einer besseren Entleerung der Herzkammer. Die Folge ist, dass in der Diastole mehr venöses Blut in die Herzkammer einfließen kann und dadurch der Venendruck sinkt. Diese verbesserte Herz- und Kreislaufsituation hat einen **negativ chonotropen Effekt** zur Folge, der sich in der verminderten Schlagfrequenz äußert. Dadurch steht der Füllung des Herzens während der Diastole mehr Zeit zur Verfügung, was zu einer besseren Herzmuskeldurchblutung führt.

Die Verbesserung der Herztätigkeit hat eine bessere Blutversorgung der Niere zur Folge, was eine gesteigerte Diurese bewirkt und über die Natriumionenausscheidung die Ausschwemmung der Ödeme einleitet.

Drogen mit Cardenolidglykosiden

DIGITALIS-PUPUREAE-BLÄTTER – Digitalis purpureae folium Ph.Eur. – Folia Digitalis purpurea

Stammpflanze. Die Droge stammt von dem Roten Fingerhut, *Digitalis purpurea* L. (Scrophulariaceae), der in Europa heimisch ist (hauptsächlich in Norwegen, Großbritannien, Deutschland, Frankreich, Belgien, Holland, Spanien, Marokko und auf Madeira). Inzwischen wird die Pflanze auch in Osteuropa und auf dem amerikanischen Kontinent gefunden. Der Rote Fingerhut ist eine zweijährige Pflanze, die im ersten Jahr eine Blattrosette ausbildet, die Blüten folgen im zweiten Jahr.

Gewinnung. Die Droge wird heutzutage ausschließlich aus Kulturpflanzen hergestellt, wobei aus ökonomischen Gründen die Blätter der einjährigen Pflanzen verwendet werden. Die höchste Konzentration an Glykosiden haben die Pflanzen sechs bis sieben Monate nach der Keimung. Es hat sich gezeigt, dass das Primärglykosidmuster am besten erhalten bleibt, wenn die Trocknung der frischen Blätter an der Luft bei 20 bis 40 °C durchgeführt wird. Ein Nachtrocken bei 60 °C zur Erreichung des maximalen Feuchtigkeitsgehaltes von 1 % soll keine Veränderung bewirken. Den gleichen Effekt er-

Tab. 2.4 Herzglykoside aus *Digitalis purpurea*

Name	Aglykon	R	Zucker	Gehalt g/100 g Droge
Purpureaglykosid A	Digitoxigenin	H	-(Digitoxose)₃-Glucose	0,02 – 0,12
Digitoxin	Digitoxigenin	H	-(Digitoxose)₃	0,002 – 0,04
Purpureaglykosid B	Gitoxigenin	OH	-(Digitoxose)₃-Glucose	0,02 – 0,08
Gitoxin	Gitoxigenin	OH	-(Digitoxose)₃	0,002 – 0,025
Digitalinum verum	Gitoxigenin	OH	- Digitalose – Glucose	0,01 – 0,04
Strospesid	Gitoxigenin	OH	- Digitalose	0,005 – 0,02
Glucogitaloxin	Gitaloxigenin	O-CHO	-(Digitoxose)₃-Glucose	0,01 – 0,1
Gitaloxin	Gitaloxigenin	O-CHO	-(Digitoxose)₃	0,001 – 0,03
Glucoverodoxin	Gitaloxigenin	O-CHO	- Digitalose – Glucose	0,01 – 0,04
Verodoxin	Gitaloxigenin	O-CHO	- Digitalose	0,005 – 0,02

reicht man auch durch Trocknung mittels Kryodesiccation.

Inhaltsstoffe. Die wichtigsten nachgewiesenen Herzglykoside sind in Tabelle 2.4 zusammengefasst.

Alle anderen gefundenen, nicht gelisteten Glykoside und Aglyka kommen in Konzentrationen unter 10 mg/100 g Droge vor.

Die Herzglykoside werden von rund 1 % Pregnanglykosiden (Diginin, Digipurpurin, Digitalonin; alle C_{21}-Steroide), Spirostanolglykosiden (Digitonin, Gitonin, Tigonin), Flavon-Derivaten (Luteolin und sein 7-D-Glucosid) sowie Digitolutein als Anthrachinon-Derivat begleitet.

Verwendung. Heute wird die Droge und das Pulver nicht mehr zur Behandlung der Herzinsuffizienz eingesetzt, sondern dient in erster Linie der Gewinnung der Reinsubstanzen, die allerdings auch halbsynthetisch zugänglich sind. Wegen der Licht- und Sauerstoffempfindlichkeit der Droge, muss sie in dunklen Gefäßen dicht verschlossen aufbewahrt werden. Im DAB ist zusätzlich ein eingestelltes Digitalis-purpurea-Pulver beschrieben, dessen Wirkwert am Meerschweinchen einem Gehalt von 1 % Digitoxin entspricht.

Mikroskopische Untersuchung. Das gelblich- bis dunkelgrüne, grobe Pulver zeigt unter dem Mikroskop (1) Blattbruchstücke mit charakteristischen Haaransätzen (abgerundete Endzellen) auf der oberen Epidermis, (2) Blattbruchstücke in Aufsicht mit stark welligen Epidermiszellen und anomocytischen Spaltöffnungen in der unteren Epidermis, (3) zahlreiche charakteristische Gliederhaare mit bis zu sechs häufig kollabierten Zellen und gepunkteter oder gestreifter Kutikula, (4) wenige aber charakteristische Drüsenhaare mit zweizelligem und einzelligem Köpfchen.

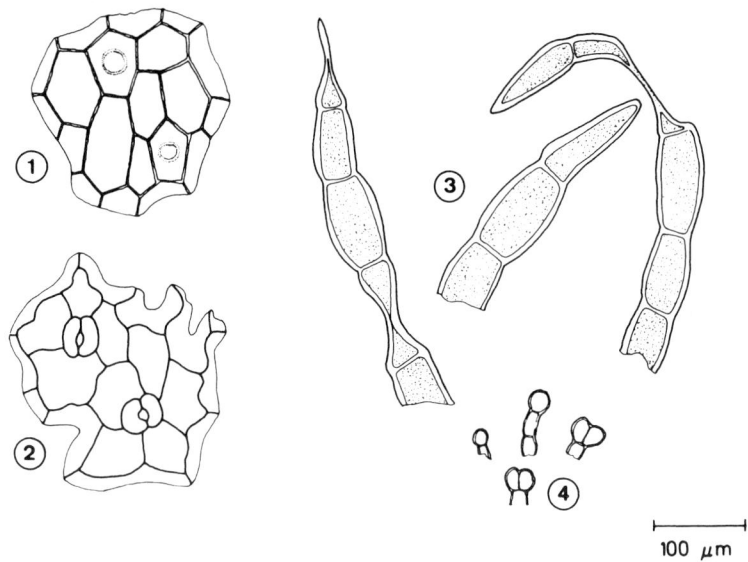

100 μm

Abb. 2.3 Pulver der Digitalis-purpurea-Blätter (Erläuterungen siehe Text)

DIGITALIS-LANATA-BLÄTTER –
Digitalis lanatae folium – Folia Digitalis lanatae

Stammpflanze. Die Droge stammt vom Wolligen Fingerhut, *Digitalis lanatae* EHRHARDT (Scrophulariaceae), die in Südeuropa heimisch ist und inzwischen weltweit angebaut wird.

Inhaltsstoffe. An Herzglykosiden werden rund 1 % in der Droge gefunden. Mit 63 verschiedenen Glykosiden, wobei die Hydrolyseprodukte und die frei nachweisbaren Aglyka mitgezählt worden sind, liegt der Wollige Fingerhut an der Spitze aller Arten. Die Tabelle 2.5 fasst die wichtigsten Inhaltsstoffe zusammen.

Verwendung. Durch die Acetylierung der dritten Digitoxose werden die Primärglykoside hydrophober beziehungsweise lipophiler, was sich auf die Resorbierbarkeit positiv auswirkt. Die therapeutische Anwendung ist die selbe wie bei *Digitalis*

purpurea. Als besonders geeignet für die Therapie haben sich Acetyldigoxin und Digoxin erwiesen, die auch als Fertigarzneimittel im Handel sind.

Morphologische und anatomische Unterschiede. Während die Blätter des Roten Fingerhutes eine eiförmige, lanzettliche und samtartig behaarte Spreite besitzen, zeichnen sich die Blätter des Wolligen Fingerhutes durch eine lineare Lanzettform aus, die fast ohne Behaarung sind. Mikroskopisch erkannt man die *D. lanata*-Blätter an den knotigen Verdickungen der Epidermiszellwände.

MAIGLÖCKCHENKRAUT DAB –
Convallariae herba – Herba Convallariae

Stammpflanze. Die Droge besteht aus dem zur Blütezeit gesammelten, getrockneten Kraut des Maiglöckchens, *Convallaria majalis* L. (Liliaceae), die in den Laubwäldern Europas, Nordasiens und Nordamerikas heimisch ist. Neben der

Tab. 2.5 Herzglykoside aus *Digitalis lanata*

Name	Aglykon	R^1	R^2	Zucker	Gehalt g /100g
Lanatosid A	Digitoxigenin	H	H	-(Digitoxose)$_2$-Acetyldigitoxose-Glucose	0,08 – 0,24
Acetyldigitoxin	Digitoxigenin	H	H	-(Digitoxose)$_2$-Acetyldigitoxose	0,005 – 0,03
Lanatosid B	Gitoxigenin	OH	H	-(Digitoxose)$_2$-Acetyldigitoxose-Glucose	0,001 – 0,05
Glucogitorosid	Gitoxigenin	OH	H	- Digitoxose – Glucose	0,02 – 0,12
Digitalinum	Gitoxigenin	OH	H	- Digitalose – Glucose	0,02 – 0,12
Lanatosid C	Digoxigenin	H	OH	-(Digitoxose)$_2$-Acetyldigitoxose-Glucose	0,08 – 0,24
Acetyldigoxin	Digoxigenin	H	OH	-(Digitoxose)$_2$-Acetyldigitoxose	0,005 – 0,03
Digoxin	Digoxigenin	H	OH	-(Digitoxose)$_3$	0,005 – 0,02
Lanatosid D	Diginatigenin	OH	OH	-(Digitoxose)$_2$-Acetyldigitoxose-Glucose	0,002 – 0,01
Lanatosid E	Gitaloxigenin	O-CHO	H	-(Digitoxose)$_2$-Acetyldigitoxose-Glucose	0,005 – 0,02
Glucolanadoxin	Gitaloxigenin	O-CHO	H	- Digitoxose – Glucose	0,02 – 0,12
Glucoverodoxin	Gitaloxigenin	O-CHO	H	- Digitalose – Glucose	0,02 – 0,1

normalen Krautdroge ist ein eingestelltes Maiglöckchenpulver im DAB offizinell, dessen Wirkwert am Meerschweinchen einem Gehalt von 0,2 % Convallatoxin entspricht.

Inhaltsstoffe. Die Droge enthält 0,2 bis 0,3 % eines Gemisches aus über 20 herzwirksamen Glykosiden, von denen die Hauptglykoside, die über 1 % am Gesamtglykosidgemisch beteiligt sind, in der Tabelle 2.6 aufgeführt sind. Ferner werden Convallariasäure und Convallarin als Saponine gefunden.

Verwendung. Die Hauptglykoside werden nach peroraler Applikation nur wenig resorbiert und zeigen deshalb eine gerin-

ge Herzwirksamkeit. Intravenöse Gaben von Convallatoxin sind effektiver. Auch Gesamtglykosidauszügen werden von den Herstellern eine stärkere Wirksamkeit nachgesagt, was aber bezweifelt werden muss, da therapeutische Wirkspiegel kaum erreicht werden können.

Neben diesen Drogen, die die Hauptlieferanten für herzwirksame Glykoside sind, ist im **DAB Adoniskraut** von *Adonis vernalis* L. (Ranunculaceae), einer in unseren Breiten beheimateten Pflanze, noch zu finden. Eine weitere Droge, die nicht mehr offizinell ist, sind die **Oleanderblätter** von *Nerium oleander* L. (Apocynaceae). Beide Drogen stützen

Tab. 2.6 Herzglykoside aus Maiglöckchen

Name	Aglykon	R^1	R^2	Zucker	Gehalt % am Glykosidgem.
Glucoconvallosid	Strophanthidin	CHO	H	-Rhamnose-Glucose-Glucose	ca. 1
Convallosid	Strophanthidin	CHO	H	-Rhamnose-Glucose	4 – 7
Convallatoxin	Strophanthidin	CHO	H	-Rhamnose	39 – 46
Glucoconvalla-toxolosid	Strophanthidol	CH_2OH	H	-Rhamnose-Glucose-Glucose	2 – 4
Convallatoxolosid	Strophanthidol	CH_2OH	H	-Rhamnose-Glucose	ca. 1
Convallatoxol	Strophanthidol	CH_2OH	H	-Rhamnose	19 – 23
Lokundjosid	Bipindogenin	CH_3	OH	-Rhamnose	wechselnde Angaben

ihre Herzwirksamkeit auf den Gehalt von Cardenoliden.

Drogen mit Bufadienolidglykosiden

MEERZWIEBEL DAB – Scillae bulbus – Bulbus Scillae

Stammpflanze. Die Droge stammt von den Zwiebeln der weißzwiebligen Rasse der *Urgenia maritima* (L.) I.G.BAKER (Liliaceae), die auf Sardinien, Malta, Zypern, in Griechenland und Spanien verbreitet ist. Für die Droge werden die mittleren, fleischigen Blätter in Streifen geschnitten und getrocknet. Neben der Schnittdroge ist ein eingestelltes Pulver im DAB beschrieben, dessen Wirkwert am Meerschweinchen einem Gehalt von 0,2 % Proscillaridin (= Scillarenin-3-rhamnosid) entspricht.

Inhaltsstoffe. Hauptglykosid der circa 15 gefundenen ist mit 0,06 % das Scillaren

A (Scillarenin-3-β-glucorhamnosid), das aus dem Primärglykosid Glucoscillaren A (0,001–0,007 %) entstanden ist. Alle anderen sind in so niedrigen Konzentrationen enthalten, dass sie hier nicht erwähnt werden müssen.

Scillaren A
(= Scillarenin-3-β-glucorhamnosid)

Mengenmäßige Hauptbestandteile der Zwiebelblätter sind Kohlenhydrate (Schleime und einfache Zucker). Ferner werden Gerbstoffe, organische Säuren, Farbstoffe, fettes und in geringen Mengen ätherisches Öl sowie Sterine gefunden.

Verwendung. Standardisierte Präparate und reines Scillaren A werden in festen Arzneiformen zur peroralen Applikation bei Herzinsuffizienz als wenig kumulierende Therapeutika eingesetzt.

Neben der weißen Varietät ist noch eine rote bekannt, die in Algerien und Marokko vorkommt. Sie unterscheidet sich von der offizinellen Varietät auch im Glykosidmuster. Neben dem Scillarenin treten Scillirodisin und Scillirubrosidin als Aglykone auf.

R = –H   Scillirubrosid
R = –O–CO–CH$_3$ Scillirosid

Neben der Herzwirksamkeit zeichnet sich die rote Meerzwiebel aufgrund des Scillirosid-Gehaltes durch eine hohe Toxizität gegenüber Nagetieren, insbesondere Ratten, aus. Sie wird daher seit langem als Rattengift eingesetzt, wobei die Vergiftung nicht auf Herzversagen beruht, sondern auf eine zentralnervöse Intoxikation, die sich in Krämpfen äußert und nur bei Nagetieren beobachtet wird.

Neben der Meerzwiebel werden Herzglykoside des Bufadienolidtyps auch in *Helleborus*-Arten (Ranunculaceae) gefunden.

Saponine sind glykosidische Pflanzeninhaltsstoffe, die, wie der Name sagt (sapo = Seife), Seifencharakter besitzen. Die Seifenwirkung beruht auf der Eigenschaft der Saponine, die Oberflächenspannung des Wassers herabzusetzen. Um oberflächenaktiv wirksam zu sein, muss ein Stoff einen lipophilen und einen hydrophilen Bereich besitzen. Bei den Saponinen ist meistens das Aglykon lipophil, während die Zucker durch die Anhäufung der Hydroxy-Gruppen das hydrophile Ende bilden. Aus diesen oberflächenaktiven Eigenschaften lassen sich die Anwendungen der Saponine als Emulgatoren oder Dispersionsmittel in der pharmazeutischen Technologie ableiten.

Die Oberflächenaktivität scheint neben den Komplexbildungen mit Cholesterol und Proteinen der Zellwand auch für die hämolytische Wirkung der Saponine verantwortlich zu sein. Als Hämolyse wird der Austritt des roten Blutfarbstoffes Hämoglobin aus den Erythrozyten bezeichnet. Die Hämolyse macht die Saponine, parenteral gegeben, zu hochtoxischen Stoffen. Erhöhung der Membranpermeabilität wird als Ursache für die gewebereizenden Eigenschaften und die hohe Toxizität der Saponine bei Fischen genannt, da durch das durchlässig gewordene Kiemenepithel lebenswichtige Elektrolyte ausgeschwemmt werden. Von der chemischen Struktur her werden zwei Gruppen bei den Aglyka (Sapogenine) unterschieden: Steroidsaponine, die in der Seitenkette am C-Atom 17 Spiroketale (= Spirostan) oder nur einen Furanring (= Furostan) bilden oder Stickstoff in ihr Gerüst einbauen, und **Triterpensaponine**, die ein pentazyklisches C$_{30}$-Aglykon aufweisen. Beide Saponingruppen besitzen am C-Atom 3 eine Hydroxy-Gruppe, die sich unter anderem mit Zuckern glykosidisch verbinden kann.

Als Zuckerkomponenten werden vor allem D-Glucose, D-Galaktose, D-Xylose, D-Arabinose, L-Rhamnose, L-Fucose, D-Galacturonsäure und D-Glucuronsäure gefunden. Sie bilden oft verzweigte Ketten, die im Gegensatz zu den herzwirksamen Glykosiden durch Pentosen termi-

Steroidsapogenin
z.B. Sarsasapogenin

Triterpensapogenin
z.B. Glycyrrhetinsäure

niert sind. Viele Saponine haben zwei voneinander unabhängige Zuckerketten. Sie werden **Bidesmoside** bezeichnet, die Einketter **Monodesmoside**. Die typischen Saponineigenschaften sind bei den Monodesmosiden ausgeprägter als bei den Bidesmosiden, die nur gering hämolysierend wirken, aber noch starke Oberflächenaktivität zeigen. Bidesmoside sind besser wasserlöslich und werden physiologisch als Transportform der Monodesmoside angesehen, zumal sie leicht enzymatisch in diese überführt werden können.

Verwendung. Bedingt durch ihre Eigenschaften kommen Saponine in unterschiedlichen Bereichen zur Anwendung:

- **Expektoranzien.** Die Wirkung kann zum einen durch die Verflüssigung des Sekretes aufgrund der Oberflächenaktivität hervorgerufen werden. Zum anderen zeigen Saponine starke Schleimhautreizungen im Magen, was zu einer reflektorischen Sekretionssteigerung in

den Bronchien führt und eine expektorierende Wirkung zur Folge hat (Beispiele: Süßholzwurzel, Primelwurzel).
- **Diuretika.** Manchen Saponindrogen (zum Beispiel Schachtelhalm) werden diuretische Eigenschaften nachgesagt. Saponine werden in der Regel schlecht resorbiert. Die geringe resorbierte Menge soll allerdings ausreichen, Reizwirkung und Permeabilitätsänderungen des Nierenepithels zu verursachen, deren Folge eine erhöhte Diurese oder erhöhte Natriumionen- und Harnstoffausschwemmung ist.
- **Resorptionssteigerung.** Die oft behauptete Resorptionssteigerung von Arzneistoffen durch gleichzeitig gegebene Saponine ist umstritten und objektiv kaum belegbar. Wenn höhere Resorptionsquoten gefunden werden, sollte die Erklärung in der Oberflächenaktivität der Saponine gesucht werden. Lipide werden durch Saponine besser dispers verteilt, was eine bessere Resorption zur Folge haben kann.
- **Emulgator, Dispersionsmittel.** In der pharmazeutischen Technologie finden Saponine als Emulgatoren und Dispersionsmittel Verwendung.

Neben diesen Verwendungsmöglichkeiten gibt es eine Reihe pharmakologischer Wirkungen, die nur bei einzelnen Saponinen beobachtet werden, aber auf die Struktur zurückgeführt werden kann: zum Beispiel Aescin (ein Saponingemisch der Rosskastanie, *Aesculus hippocastanum* L., Hippocastanaceae), Primulasaponine und α-Hederin (aus dem Efeu, *Hedera helix* L., Araliaceae) zeigen antiphlogistische und antiexsudative Wirkung, die eventuell auf direkte Einflüsse der Nebennierenrinde zurückzuführen ist.

Viele Saponine zeigen antibiotische Wirkung, insbesondere gegenüber Mykosen, was therapeutisch nutzbar gemacht wird.

GINSENGWURZEL DAB – Ginseng radix – Radix Ginseng

Stammpflanze. *Panax ginseng* C.A.MEYER (Araliaceae), eine Pflanze, die in den Gebirgswäldern des mittleren Ostasiens heimisch ist und vor allem in Korea, Japan und in Nordostchina auch kultiviert wird. In den USA liefert *Panax quinquefolins* eine Droge, die allerdings nicht offizinell ist.

Inhaltsstoffe. Hauptinhaltsstoffe sind mit 2 bis 3 % Ginsenoside. Das sind tetracyclische seltener pentacylische Triterpenglykoside mit Saponineigenschaften. Neben 0,05 % ätherisches Öl mit Monoterpenen (Limonen, Terpineol, Citral etc) werden verschiedene Polyacetylene, Glykane, Peptidglykane, Stärke, Zucker und Oligosaccharide gefunden.

Verwendung. In der ostasiatischen Medizin wird Ginseng seit Jahrtausenden als Tonikum (auch als Aphrodisiakum) eingesetzt. Es soll als Prophylaktikum unspezifisch die Anwehrbereitschaft des Organismus erhöhen und die Anfälligkeit für Krankheiten verringern. Ginseng wird deshalb der Gruppe der Adaptogene zugeordnet, Stoffen also, die die Anpassungsfähigkeit eines Organismus an unterschiedliche äußere und innere Störungen, zum Beispiel Stress, verbessern können. In zahlreichen Studien wurde Ginseng eingesetzt und auch der Wirkungsnachweis erbracht, was die Kommission E dazu bewegte (BAnz Nr. 11 vom 17.01.1991) Ginseng als Tonikum zur Stärkung und Kräftigung bei Müdigkeits- und Schwächegefühl, nachlassender Leistungs- und Konzentrationsfähigkeit sowie in der Rekonvaleszenz positiv zu bewerten.

Wie Ginseng wird auch Radix Sarsaparillae von *Smilax*-Arten (Liliaceae) als Tonikum bei Erschöpfungszuständen empfohlen.

Daneben werden Saponine, zum Beispiel Diosgenin, als Ausgangsstoff zur halbsynthetischen Herstellung von Steroidhormonen herangezogen.

Saponine haben, wie die herzwirksamen Glykoside, für die Pflanze eine Schutzfunktion vor Befall mit Mikroorganismen, insbesondere Pilzen.

PRIMELWURZEL – Primulae radix Ph.Eur. – Radix Primulae

Stammpflanze. Als Droge werden Wurzelstock und Wurzeln der einheimischen Schlüsselblume *Primula veris* L. und /oder *Primula elatior* (L.) HILL (Primulaceae) verwendet, die auch in anderen Teilen Europas und Asiens verbreitet sind.

Inhaltsstoffe. 5 bis 10 % Saponine mit dem Hauptaglykon Primulagenin A, ein Triterpensaponin. Daneben werden zwei weitere Glykoside, Primverosid (Aglykon: 4-Methylsalicylsäuremethylester) und Primulaverosid (Aglykon: 3-Methylsalicylsäuremethylester), gefunden, die nach Spaltung in Aglykon und Zucker den Geruch der Droge verursachen. Außerdem enthält die Droge Stärke.

Verwendung. Die Droge findet als Expektorans Verwendung. Bei höheren Dosen kommt es durch starke Magenschleimhautreizungen zum Erbrechen und zu Durchfällen.

Makroskopische und mikroskopische Untersuchungen. Die Droge wird meistens als Schnittdroge in Teemischungen verarbeitet. Die Schnittdroge setzt sich aus Bruchstücken der weißlichen oder bräunlichen, etwa 1 mm dicken Wurzeln sowie aus Fragmenten unregelmäßiger, außen dunkelbrauner, grobhöckeriger

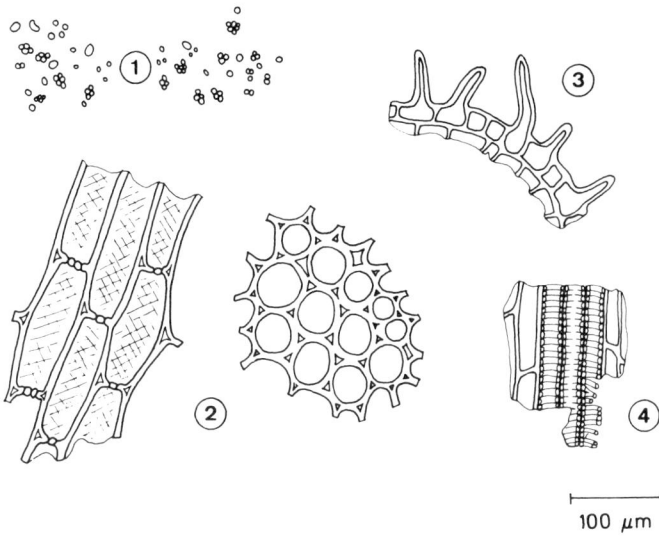

100 µm

Abb. 2.4   Pulver der Primelwurzel (Erläuterungen siehe Text)

Wurzelstöcke, die im Querschnitt innen ein weißliches Mark haben, zusammen.

Mikroskopisch lässt sich die Droge in gepulverter Form gut identifizieren (Abb. 2.4) durch (1) viel Stärke (im Wasserpräparat), die einfach oder zusammengesetzt ist mit wechselnder Größe (5 bis 10 µm) und Gestalt, (2) Parenchymfragmente aus Rinde und Mark des Wurzelstockes, wobei die Zellen aus der Wurzelrinde bei starker Abblendung an den Längswänden ein Fibrillentextur in weiten Abständen zeigen; (3) Rhizodermisfragmente mit Wurzelhaaren und (4) netzartig verdickte Gefäße. Sklerenchymfasern und Oxalatkristalle werden nicht gefunden (wenn, dann ist die Droge verunreinigt). Bei Anwesenheit von *Primula elatior* können Steinzellen beobachtet werden.

SÜSSHOLZWURZEL – Liquiritiae radix Ph.Eu. – Radix Liquiritiae

Stammpflanze. Die Süßholzwurzeldroge besteht aus den ungeschälten, getrockne-

ten Wurzeln und Rhizomen von *Glycyrrhiza glabra* L. (Fabaceae). Sie hat ihre Heimat in Mitteleuropa und Westasien, ist aber als alte Kulturpflanze über den gesamten Mittelmeerraum verbreitet. Meistens wird die geschälte Droge gehandelt, die auch abgegeben werden kann.

Inhaltsstoffe. Der charakteristische Inhaltsstoff, der auch der Pflanze den Namen gegeben hat, ist das süß schmeckende Saponin Glycyrrhizin, ein Kalium- und Calciumsalz eines pentacyclischen Triterpensäure-diglucuronids, das bei Hydrolyse Glycyrrhetinsäure als Aglykon und Diglucuronsäure liefert.

Glycyrrhetinsäure

Neben der Glycyrrhetinsäure wurden über zehn weitere terpenoide Inhaltsstoffe isoliert, wie Glabrinsäure, die die selbe

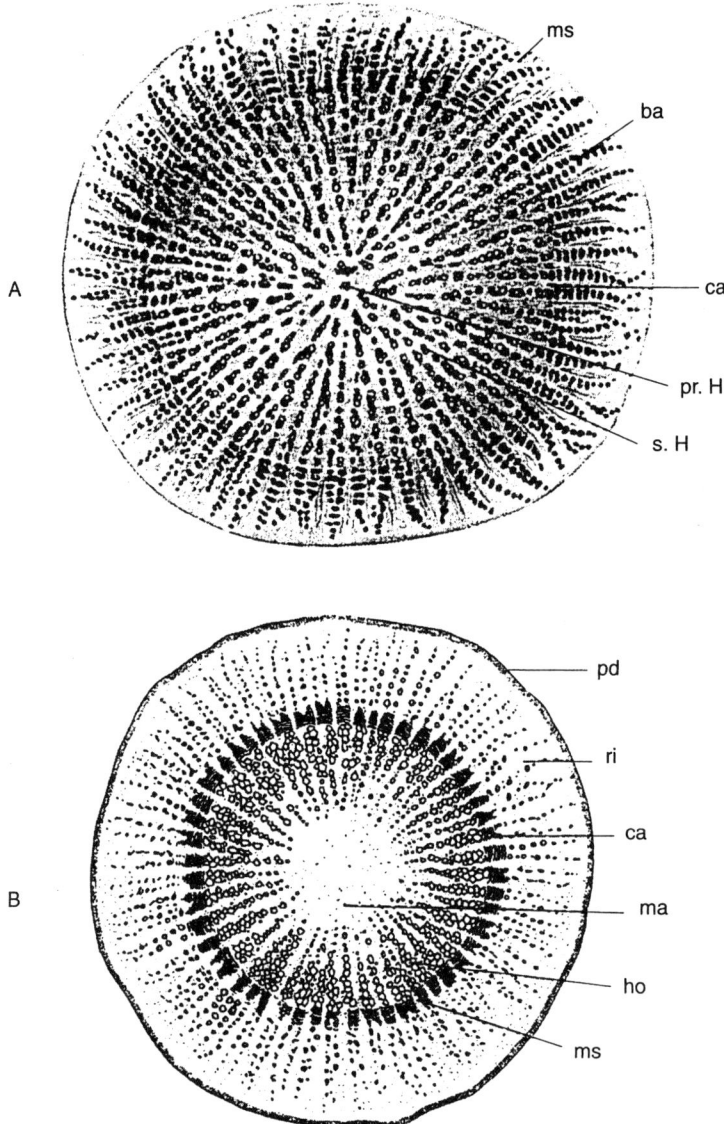

Abb. 2.5   Süßholzwurzel im Querschnitt (A); Süßholzrhizom im Querschnitt (B) (Lupenbild fünffache Vergrößerung): ms Markstrahl, ba Bastfasern, ca Cambium, pr.H. primärer Holzteil, s.H. sekundärer Holzteil, pd Periderm, ri Rinde, ma Mark, ho Holzteil (aus Karsten, Weber, Stahl; Oltmanns)

Grundstruktur wie die Glycyrrhetinsäure besitzt, am C-Atom 26 aber zum Alkohol oxidiert ist.

Weitere erwähnenswerte Inhaltsstoffe sind Flavonoide (Liquiritin, Isoliquiritin und Formonometin). Sie sind für die gelbe Farbe der Droge verantwortlich. Außerdem wurden die Cumarin-Derivate Herniarin und Umbelliferon und die Sterin-Derivate β-Sitosterin und Stigmaste-

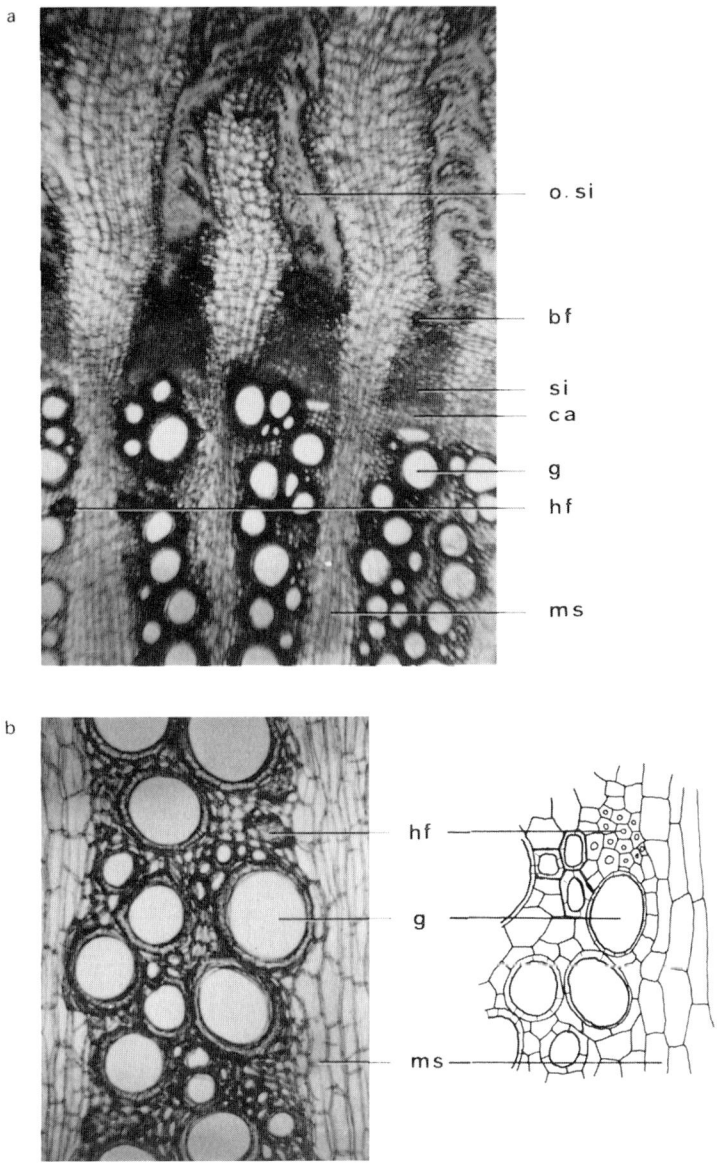

Abb. 2.6 a,b Querschnitt der Süßholzwurzel (Erläuterungen siehe Text)

rin sowie Kohlenhydrate (Glucose, Saccharose und Stärke) und geringe Mengen ätherisches Öl gefunden.

Verwendung. Durch die große Vielfalt der Inhaltsstoffe ist die Anwendung der Droge ebenfalls vielseitig. In erster Linie wird die Droge als Expektorans eingesetzt, was auf das Saponin Glycyrrhizin zurückgeführt wird, das im Gegensatz zu den typischen Saponinen nur geringe hämolytische Eigenschaften hat.

Durch die hohe Süßkraft (50mal stärker als Rohrzucker) des Glycyrrhizins, die nur dem Glykosid, nicht dem Aglykon zukommt, wird die Droge auch als Geschmackskorrigens in Hustenmitteln verarbeitet.

Die Flavonoiden werden für die spasmolytische Wirkung verantwortlich gemacht, die in ersten Linie dem Aglykon Isoliquiritigenin zugeschrieben wird.

Außerdem wird der Droge eine günstige Beeinflussung von Magengeschwüren nachgesagt, was auf adrenocorticotrope und antiphlogistische Eigenschaften des Glycyrrhezins vergleichbar mit dem Desoxycorticosteron hinweist. Auch die Nebenwirkungen belegen diese Eigenschaften, denn nach hohen Dosen an Süßholzextrakt kommt es zur Ödembildung als Folge der Natrium- und Wasserretention und vermehrter Kaliumausscheidung.

Aus der Droge wird durch Wasserextraktion bei 40 °C und anschließender Vakuumeindampfung Succus Liquiritiae hergestellt, das als Lakritz in Stangen oder Scheiben gegossen in den Handel kommt.

Makroskopische und mikroskopische Untersuchungen. Da meistens geschälte Droge gehandelt wird, liegt auch als Untersuchungsobjekt eine geschnittene, geschälte Droge vor. Die süß schmeckenden unregelmäßigen bis würfelförmigen Schnittstücke fallen durch die gelbe Farbe auf und lassen sich leicht in Längsrichtung spalten. Die Stücke sind meist langfaserig und zeigen auf dem Querschnitt ein schmale, blass- bis bräunlich gelbe Rinde, eine dunklere Cambialzone und einen strahlenförmigen, meist rein gelben Holzkörper, der bei der Wurzel bis zur Mitte reicht (Abb. 2.5 A), bei Ausläufern von einem gleichmäßig gebauten, helleren oder dunkleren Mark nach innen abgesetzt ist (Abb. 2.5 A).

Der Wurzelquerschnitt lässt sich mikroskopisch weiter beschreiben (Abb. 2.6 a,b). Er wird von bis zu acht Zellen breiten Markstrahlen (ms) durchzogen, die sich in der Rinde erweitern. Zwischen den Markstrahlen liegen im Holzteil Tracheen (g) mit weitem Lumen, begleitet von kleinlumigen Tracheiden und Gruppen von Holzfasern (hf). Die Bastfasern

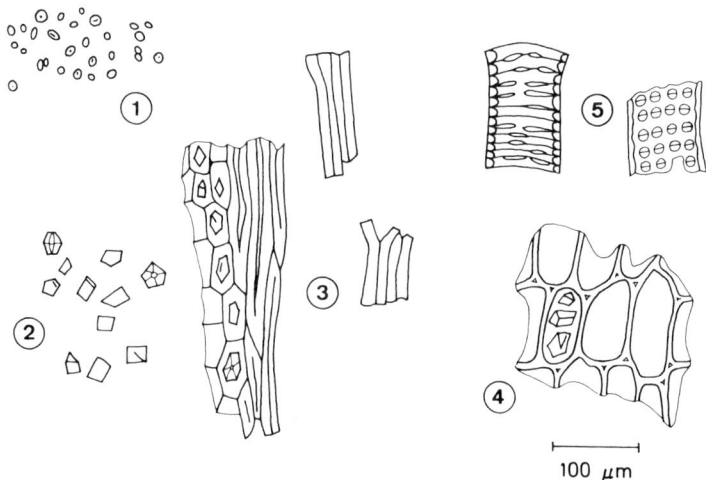

100 µm

Abb. 2.7 Pulver der Süßholzwurzel (Erläuterungen siehe Text)

(bf) der Rinde sind genauso gebaut wie die Holzfasern. Die Siebzellen (si) sind nur in der Nähe des Cambiums (ca) normal entwickelt und funktionsfähig, während sich nach außen meistens mit Bastfasern abwechselnd obliterierte Siebröhren (o.si) anschließen, die keine Leitungsfunktion mehr besitzen. Die Gefäße werden meistens von Calciumoxalatkristalle führenden Parenchymzellen begleitet, die im Querschnitt kaum identifiziert werden können.

Im Pulver (Abb. 2.7) finden sich die Bruchstücke der im Querschnitt beschriebenen Pflanzenorgane wieder: (1) Kleine Einzelstärkekörner (5 bis 20 µm), (2) Calciumoxalateinzelkristalle aus den charakteristischen Kristallzellreihen, (3) gelbliche Sklerenchymfaserbündel im Längsschnitt mit aufliegenden Kristallzellreihen, (4) Parenchymzellen aus der sekundären Rinde oder Markstrahlen, vereinzelt mit Oxalatkristallen und (5) Gefäßbruchstücke.

SCHACHTELHALMKRAUT DAB – Equiseti herba – Herba Equiseti

Stammpflanze. Bei der Droge handelt es sich um die grünen, wirtelig verzweigten, längs gerippten, sterilen Sommersprosse von *Equisetum arvense* L. (Equisetaceae), des weit verbreiteten Schachtelhalms.

Inhaltsstoffe. Neben 6 bis 9 % zum Teil wasserlöslicher Kieselsäure werden Flavonglykoside (Isoquercitrin, Equisetrin, Luteolin- und Apigenin-5-glucosid, Naringenin und Genkwanin) gefunden. Nach neueren Untersuchungen werden Saponine nicht analysiert (in früheren Publikationen wurde als Saponin Equisetonin mit einem Gehalt von 5 % angegeben). Neben den Flavonglykosiden werden Spuren von Nikotin und anderer Alkaloide (Palustrin = Equisetin) sowie seltene Dicarbonsäuren wie die aliphatische Equisetolsäure mit 30 C-Atomen nachgewiesen.

Verwendung. Als Diureticum bei Blasen- und Nierenerkrankungen, was den Flavonen und dem Kaliumgehalt der Droge zugeschrieben wird.

Da Kieselsäure bei Infektionskrankheiten eine Leukozytose hervorruft und eine Steigerung von Proliferationsvorgängen beobachtet wird, die bei Lungentuberkulose zur Abkapselung, Schrumpfung und Vernarbung führen kann, wurde die Droge früher in der Volksmedizin als Therapeutikum bei beginnender Lungentuberkulose und als Haemostyptikum eingesetzt.

Makroskopische und mikroskopische Untersuchungen. Die meist eingesetzte Schnittdroge ist leicht zu erkennen an den dünnen 1,5 bis 2 cm langen, vierkantigen Seitenaststücken, sowie durch die 1 cm langen, neun bis 15 Längsrippen tragende hohlen Stengelbruchstücke, die sich rau anfühlen. Wird die Schnittfläche des Stängels mit der Lupe betrachtet, erkennt man den charakteristischen Aufbau des Stängels (Abb. 2.8): Der wellig-buchtige Umriss mit neun bis 13 Längsrippen weist eine zentrale Markhöhle (m) auf. Im anschließenden Zentralzylinder findet

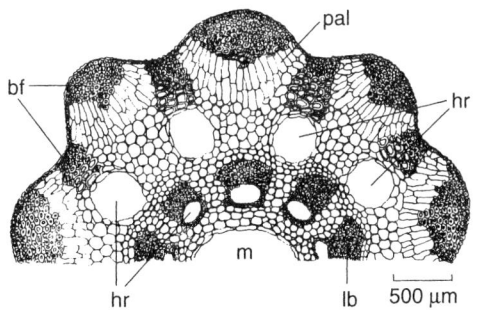

Abb. 2.8 Stängelquerschnitt vom Schachtelhalm (Erläuterungen siehe Text; nach Mitlacher in Thoms, Brandt; SH)

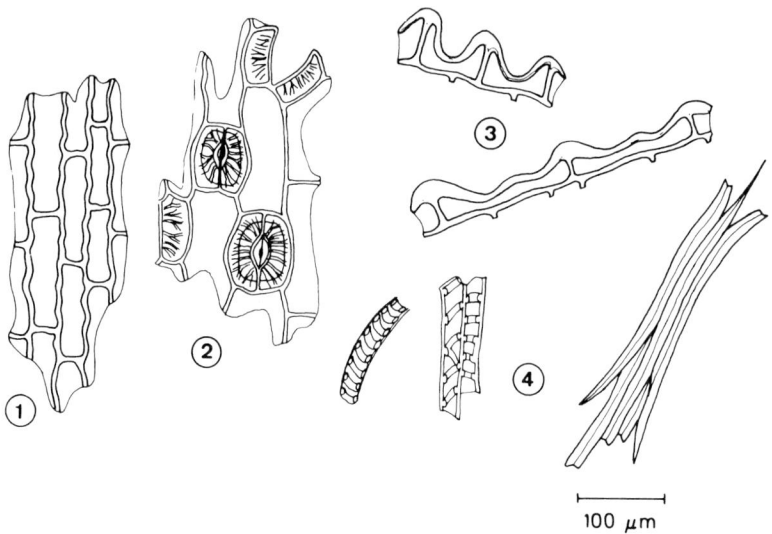

100 µm

Abb. 2.9 Pulver des Schachtelhalmkrautes (Erläuterungen siehe Text)

sich unter jeder Rippe ein kollaterales Leitbündel (lb) mit einer Karinalhöhle (hr). Zwischen Endodermis und Epidermis baut sich ein palisadenartiges, chlorophyllhaltiges Gewebe (pal) auf, das unter den Tälern zwischen den Rippen weitere Hohlräume (hr), die Vallecularhöhlen, aufweist. Rippen und Täler sind durch Faserbündel (bf) verstärkt.

Mikroskopisch lässt sich die Droge leicht aus der gepulverten Form identifizieren (Abb. 2.9) durch die (1) Epidermisbruchstücke mit langgestreckten, mehr oder weniger rechteckigen, schwach gewellten Zellen, die im Längsschnitt (2) paracytische Spaltöffnungen führen, die von zwei Nebenzellen mit leistenförmigen Verdickungen überdacht sind, was die Schließzellen gestreift erscheiden lässt; daneben sind (3) Epidermiszellen im Querschnitt zu erkennen, deren Kutikula mit Kieselsäureauflagen (Epidermalhöcker) versehen sind, sowie (4) Bruchstücke von Spiral-, Ring- und Netzgefäßen und Faserbündeln.

Neben den beschriebenen Saponindrogen werden noch eine Vielzahl anderer saponinhaltiger Schnittdrogen zu Teemischungen herangezogen: zum Beispiel Herba Herniariae (*Herniaria glabra* L., *H. hirsuta* L.; Caryophyllaceae) und Herba Violae tricoloris (*Viola tricolor* L.; Violaceae).

2.3 Bitterstoffe

Bitterstoffe werden als Substanzen definiert, die bitter schmecken, ansonsten aber pharmakologisch indifferent sind. Diese Definition schließt alle anderen bitter schmeckenden Pflanzeninhaltsstoffe mit nachgewiesenen pharmakologischen Wirkungen, wie zum Beispiel die herzwirksamen Glykoside, die China- oder Strychnos-Alkaloide aus. Trotzdem wird Chininhydrochlorid als Vergleich für die Bitterwertbestimmung im DAB (siehe unten) nach wie vor eingesetzt.

Bitterstoffe stellen chemisch eine

heterogene Gruppe dar, so dass keine Korrelation zwischen bitterem Geschmack und chemischer Struktur hergestellt werden kann. Bei den therapeutisch eingesetzten Bitterstoffen handelt es sich um Terpene und deren Derivate, die sich fast alle durch eine Lactonfunktion auszeichnen, sowie um Polyketide, wie zum Beispiel die Bittersäuren des Hopfens (s. S. 101).

Um eine Bitterstoffdroge beurteilen zu können, wird vom Arzneibuch eine **Bitterwertbestimmung** vorgeschrieben. Sie ist eine sensorische Grenzwertprüfung, die die Konzentration ermittelt, die gerade noch als bitter empfunden wird. Um unterschiedliche individuelle Geschmacksempfindungen auszuschließen und das subjektive Urteil zu objektivieren, wird die Versuchperson zunächst an Chininhydrochlorid, einem bitter schmeckendem Alkaloid, getestet. Wird von ihr die Verdünnung 1:200000 eben noch als bitter empfunden, werden die Werte für andere Bitterstoffe nicht korrigiert. Liegt ihre Geschmacksempfindlichkeit unter oder über diesem Wert, müssen die anderen Wert mit entsprechenden Korrekturfaktoren multipliziert werden. Ein Bitterwert von 10000 bedeutet danach, dass ein Extrakt von 1 g Droge mit 10000 ml Wasser gerade noch bitter schmeckt.

Verwendung. Zu therapeutischen Zwecken werden hauptsächlich wässrige oder alkoholische Drogenauszüge als sogenannte Amara eingesetzt. Ihre Wirkung beruht auf reflektorisch ausgelösten Sekretionsstimulierungen der Speicheldrüsen, des Magens und der Galle. Bei einer Applikation 20 bis 60 Minuten vor dem Essen kommt es zu einer Appetitsteigerung und einer Verbesserung der Verdauung. Außerdem werden Amara als allgemeine Tonika bei Schwächezuständen, Anämien und in der Rekonvaleszenz ein-

gesetzt sowie zur Geschmacksbeeinflussung (zum Beispiel „Bitter Lemon").

Im Pflanzenreich sind die Bitterstoffe weit verbreitet. Therapeutische Bedeutung haben vor allem die Bitterstoffe der Gentianaceae, Asteraceae und Lamiaceae. Bei genauer Betrachtung der chemischen Struktur lässt sich zumindest eine Familiencharakteristik feststellen: Gentianaceae besitzen Monoterpen-, Asteraceae Sesquiterpen-, Lamiaceae Diterpen-, Curcurbitaceae, Simarubaceae und Rutaceae Triterpenbitterstoffe.

ENZIANWURZEL – Gentianae radix Ph.Eur. – Radix Gentianae

Stammpflanze. Die Droge stammt aus den getrockneten, unterirdischen Organen des Gelben Enzians, *Gentiana lutea* L. (Gentianaceae), der auf Kalkböden im alpinen Gebiet Mittel- und Südeuropas beheimatet ist.

Gewinnung. Die Wurzeln und Rhizome werden im Frühjahr gegraben. Eine schnelle Trocknung der frischen Droge führt zur vorgeschriebenen Droge mit gelblichem bis rötlich-gelbem Bruch. Eine unsachgemäße Trocknung führt zur Rötung der Droge und zur Entwicklung des charakteristischen Geruchs, der auf eine fermentative Zersetzung der Drogeninhaltsstoffe hinweist. Die wirkstoffarme, rotbraune Droge wird zur Herstellung des Enzianschnapses verwendet.

Inhaltsstoffe. Die Enzianbitterstoffe sind Glucoside, deren Aglyka von Monoterpenen abgeleitet werden können. Mit rund 3 % ist Gentiopikrin (Bitterwert 12000) vertreten, daneben in weit geringerer Konzentration Amarogentin (0,3 %), das aber durch den hohen Bitterwert von 58000000 für den bitteren Geschmack der Droge verantwortlich ist.

Gentiopikrin

Gentianin

Gentialutin

Amarogentin

Gentisin

Neben diesen Bitterstoffen wird aus der Droge Gentianin isoliert, das wahrscheinlich erst beim Aufarbeiten unter Verwendung von Ammoniak aus dem Gentiopikrin als Artefakt entsteht.

Daneben werden Gentialutin, ebenfalls ein Alkaloid, dessen Genese nicht geklärt ist, sich allerdings durch oxidative Decarboxilierung aus dem Gentianin ableiten lässt, sowie Nikotinsäure und Nikotinsäureamid isoliert. Die gelbe Farbe der Droge leitet sich von den Xanthon-Derivaten Gentisin, Isogentisin und Gentisein ab.

Auffällig ist das Fehlen von Stärke. An deren Stelle tritt das Trisaccharid Gentianose (Glucose-1β,6-glucose-1α,2β-fructose). Daneben wird Saccharose gefunden

sowie Inulin, Pektin und Schleim, der das starke Quellen der Droge in Wasser verursacht. Trockene Wurzeln enthalten anstelle der Gentianose dessen Hydrolyseprodukt Gentiobiose (Glucose-1β,6-glucose).

Verwendung. Als Amarum, Stomachicum und Roborans bei Verdauungsstörungen und Appetitlosigkeit.

Makroskopische und mikroskopische Untersuchungen. Die Droge, die schon am charakteristischen Geruch und am bitteren Geschmack erkannt werden kann und meistens geschnitten Verwendung findet, besteht aus gelben bis gelbbraunen, unregelmäßigen Stücken der Wurzel und des Rhizoms. An den Querschnittflächen erkennt man den helleren Holzkörper, der in den äußeren Teilen undeutlich strahlig erscheint. Der Querschnitt im Mikroskop betrachtet (Abb. 2.10) macht deutlich, dass alle Grundgewebezellen gleich gestaltet sind, so dass Markstrahlen sich nicht vom Rinden- oder Holzparenchym unterscheiden lassen. Besonders auffallend ist, das im Holzteil zwischen den Gefäßen (g) kleine Siebröhrengruppen (sh), sogenanntes interxyläres Phloem, eingestreut ist. Ansonsten ist Holz- und Rindenparenchym mit dem normalen Siebteil (si) deutlich durch eine cambiale Zone (ca) getrennt.

Die interxylären Siebröhren sind im Pulver (Abb. 2.11) nur selten zu finden. Es zeichnet sich durch (1) charakteristische Parenchymfragmente, längs und quer, die zum Teil mit einseitig verlagerten, wie der Längsschnitt zeigt, Calciumoxalatkristallnädelchen und Phytosterin-Tropfen versehen sind. Beides kommt im Präparat auch frei vor. Dazu kommen Bruchstücke von Netz- und Treppengefäßen (2) und vereinzelt hellgelbe Korkfragmente (3).

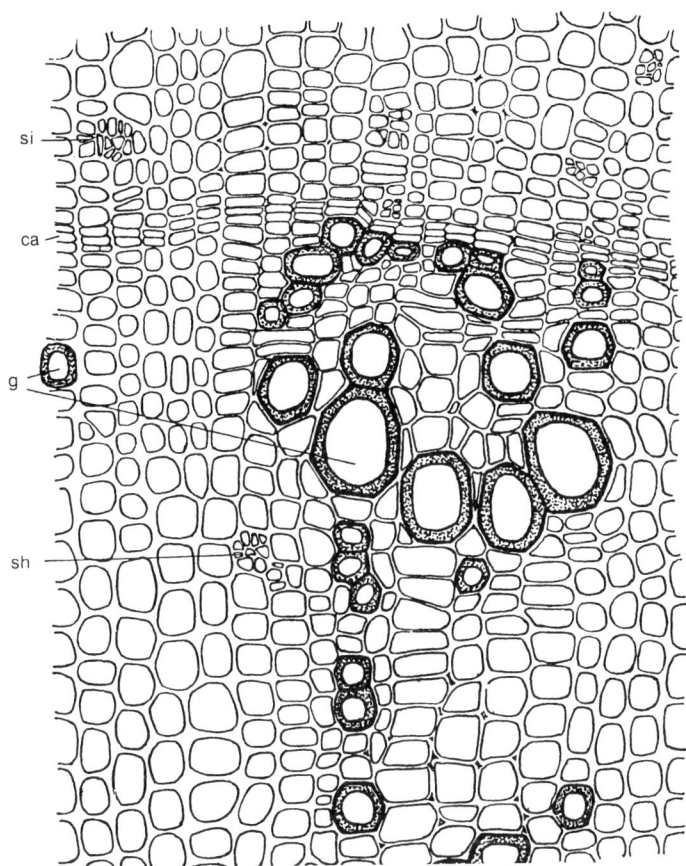

Abb. 2.10 Querschnitt der Enzianwurzel (Vergrößerung circa 150fach); Erläuterungen siehe Text (aus Karsten, Weber, Stahl; nach Weber)

TAUSENDGÜLDENKRAUT – Centaurii herba Ph.Eur. – Herba Centaurii

Stammpflanze. Zur Droge werden die getrockneten, oberirdischen Teile des blühenden Tausendgüldenkrautes, *Centaurium erythraea* C.G.Rafn.(syn. *C. minus* Moench., *C. umbellatum* Gilib., *Erythraea centaurium* (L.) Pers.) (Gentianaceae) herangezogen. Die Droge soll einen Bitterwert von mindestens 2000 besitzen.

Inhaltsstoffe. Als Bitterstoffe werden mit den Enzianbitterstoffen strukturverwandte Stoffe gefunden, daneben Oleanolsäure, ein Triterpen, einige Fettsäuren, Flavone, Harz und Spuren von ätherischem Öl. Auch aus Tausendgüldenkraut werden nach alkoholischer Aufarbeitung Alkaloide als Artefakte der Bitterstoffe isoliert.

Verwendung. Als Amarum und Stomachicum bei Dyspepsien und Magenbeschwerden.

Makroskopische und mikroskopische Untersuchungen. Die Schnittdroge besteht überwiegend aus Fragmenten des Stängels, der hohl, rundlich und mit schwachen Längsleisten versehen ist, und

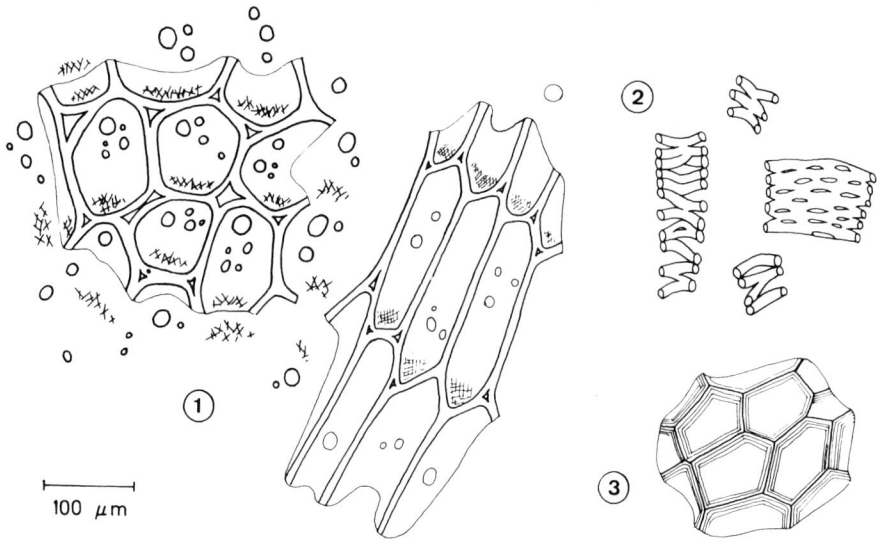

100 µm

Abb. 2.11 Enzianwurzelpulver (Erläuterungen im Text)

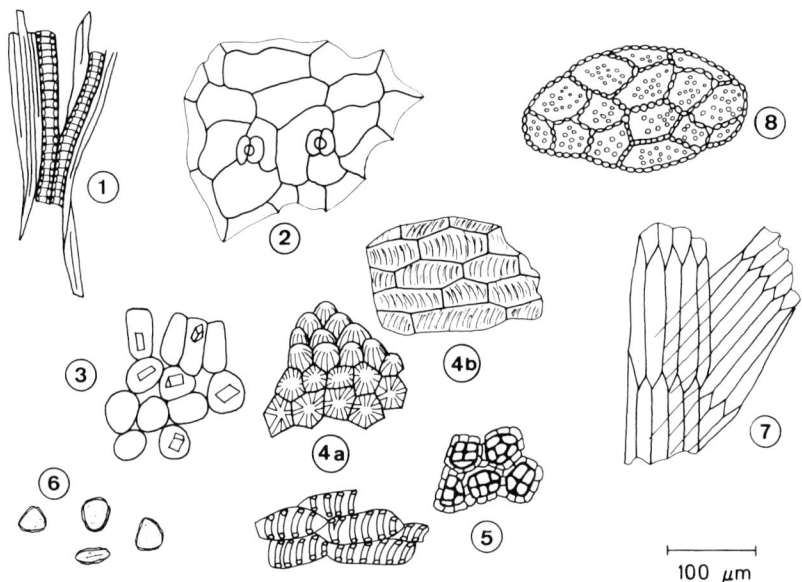

100 µm

Abb. 2.12 Pulver des Tausendgüldenkrautes (Erläuterungen siehe Text)

aus den rosaroten, langröhrigen, fünfzipfligen Einzelblüten sowie deren Bruchstücken. Daneben werden nur wenige Laubblattfragmente gefunden.

Die mikroskopische Untersuchung lässt sich am besten an der gepulverten Droge vornehmen (Abb. 2.12). Es werden gefunden: (1) aus dem Stängel Sklerenchymfasern mit englumigen Spiral-, Netz- oder Hoftüpfelgefäßen; (2) Blattfragmente mit wellig-buchtigen Epidermiszellen und anisocytischen Spaltöffnungen; (3) Mesophyllzellen mit Calciumoxalatkristallen; (4) Fragmente der Kelch- und Blütenkrone mit stumpfpapillösen Epidermiszellen und Kutikulastreifung (a) innen, (b) außen; (5) Teile des Endotheciums mit netz- und leistenförmigen Wandverdickungen; (6) gelbe, etwa 30 µm große, dreieckig abgerundete Pollenkörner mit drei Keimporen; (7) Fruchtkapselwandfragmente mit gekreuzten Lagen faserähnlicher Zellen (= Seminarseptum); (8) kleine (250 µm) gelbbraune Samen mit dunkelbrauner, erhabener Netzstruktur, die von den derben Seitenwänden ihrer Epidermiszellen gebildet wird.

2.4 Ätherische Öle

Der charakteristische Geruch vieler Pflanzen wird durch ätherische Öle verursacht. Damit ist eine der typischen physikalischen Eigenschaften dieser Stoffgruppe benannt, die leichte Flüchtigkeit beziehungsweise der hohe Dampfdruck. Fasst man die Charakteristika der ätherischen Öle zusammen, ergibt sich folgende Definition: Ätherische Öle sind flüssige, leicht flüchtige, stark riechende, lipophile Gemische von Pflanzeninhaltsstoffen.

Chemisch sind sie heterogene Gemische niedermolekularer Stoffe. Die Mehrzahl der isolierten, chemisch definierten Substanzen kann den Mono-, Sesqui- und Diterpenen sowie den Phenylpropanen zugeordnet werden. Daneben finden sich aliphatische Kohlenwasserstoffe und deren sauerstoffhaltige Derivate, Phenole, Ether, schwefel- sowie stickstoffhaltige Verbindungen. Die individuelle Charakteristik und die therapeutische Verwendung eines ätherischen Öles beziehungsweise einer ätherischen Öl- haltigen Droge wird in der Regel von den höher konzentrierten Stoffen bestimmt. Ätherische Öle können bei unsachgemäßer Aufbewahrung verharzen, was besonders bei Ölen mit ungesättigten Kohlenwasserstoffen der Fall ist. Die Verharzung kann durch Feuchtigkeit, Wärme, Luftsauerstoff und Licht beschleunigt werden und lässt sich mechanistisch mit Autoxidationen, Polymerisationen und Esterhydrolysen erklären. In der Pflanze werden fermentativ gesteuerte ähnliche Reaktionen beobachtet, die zu den physiologisch gebildeten Harzen und Balsamen als Inhaltsstoffe führen.

Ätherische Öle sind Exkrete, die für die Pflanze verschiedene Funktionen haben:

- Schutz vor Tierfraß,
- Insektenlockstoff,
- Transpirationsschutz und
- in einigen Fällen antibiotische Wirkung.

Als Exkrete werden sie an abgegrenzten Orten gefunden, die in vier Gruppen eingeteilt werden können:

- **Lysigene Ölbehälter**, die durch Auflösung von Zellen entstehen (Coniferae, Rutaceae),
- **Schizogene Ölbehälter**, die durch Auseinanderweichen von Zellkomplexen entstehen (Apiaceae),
- **Ölzellen**, in denen das ätherische Öl durch eine Suberinlamelle abgetrennt vom übrigen Gewebe gespeichert wird (Zingiberaceae),
- **Hautdrüsen**, bei denen das Exkret von den Epidermiszellen oder den aus ihnen hervorgegangenen Anhangsgebilden, wie Drüsenhaare oder -schuppen,

nach außen abgegeben wird und sich zwischen Kutikula und Zellwand ansammelt.

Ätherische Öle kommen in geringen Mengen in allen Pflanzen vor. Von therapeutischem Interesse sind aber nur die Pflanzen, aus denen mehr als 0,01 % isoliert werden kann. Wird dieser Gehalt als Richtwert genommen, gehören Arten aus ungefähr 30 % aller Pflanzenfamilien zu den ätherischen Öl-Drogen. Die meisten ölführenden Arten finden sich bei den Lamiaceae, Lauraceae, Myrtaceae, Pinaceae, Rutaceae, Apiaceae und Zingiberaceae.
Gewinnung. Zur Gewinnung der ätherischen Öle aus dem Pflanzenmaterial stehen mehrere Verfahren zur Verfügung:

■ Die am häufigsten angewandte Methode ist die Wasserdampfdestillation. Das Prinzip beruht darauf, dass die Bestandteile der ätherischen Öle, die selbst Siedepunkte von 150 bis 300 °C aufweisen, mit Wasserdampf schon bei ungefähr 96 °C übergehen. Voraussetzung ist die Wasserunlöslichkeit der Stoffe. Die Geruchsqualität des Öles wird bei diesem Verfahren durch Esterverseifung beziehungsweise Hydrolyse labiler Stoffe beeinträchtigt.
■ Öle besserer Geruchsqualität wurden durch Extraktion mit leicht flüchtigen, organischen Lösungsmitteln, zum Beispiel Petrolether, erhalten. Dieses Verfahren ist wesentlich teurer als die Wasserdampfdestillation. Diese Extraktion wird deshalb nur bei solchen Ölen vorgenommen, bei denen der Erhalt des ursprünglichen Geruches gewünscht wird (Parfümindustrie).
■ Nur bei wenigen Ölen wird die Gewinnung durch mechanische Verfahren vorgenommen, indem das ölhaltige Material ausgepresst wird (zum Bei-

spiel Citrus-Öle). Die erhaltene Flüssigkeit ist meist eine Wasser-Öl-Mischung, aus der das reine Öl durch verschiedene Manipulationen gewonnen werden kann. Auch die nach diesem Verfahren gewonnenen Öle sind von besserer Geruchsqualität als die durch Wasserdampfdestillation gewonnenen Öle.
■ Das teuerste Verfahren, das nur bei einer kleinen Anzahl wertvoller Blüten (zum Beispiel Jasmin) mit geringen Mengen ätherischen Öles angewandt wird, ist das **Enfleurage-Verfahren**, das entweder als Kaltextraktion (Enfleurage à froid) oder unter Wärmeanwendung (Enfleurage à chaud) durchgeführt wird. Das frisch gepflückte Blütenmaterial wird auf eine Schicht von Rindertalg oder Schweinefett gestreut und ein bis drei Tage kalt extrahiert oder eine Viertelstunde unter Rühren bei 50 bis 80 °C erhitzt. Nach Entfernen des Pflanzenmaterials wird das Fett mit Alkohol extrahiert und nach Abdampfen des Alkohols im Vakuum ein Blütenöl erhalten, das in seiner Geruchsqualität der nativen Pflanze sehr nahe kommt. Da dieses Verfahren sehr teuer ist, wird es nur zur Herstellung von ätherischen Ölen für Parfüme eingesetzt.

Verwendung. Die meiste Verwendung finden die ätherischen Öle in der Parfümindustrie und Kosmetik sowie in der Lebensmittelindustrie. Pharmazeutisch ist die Anwendung der ätherischen Öle so heterogen wie ihre Zusammensetzung.

■ **Hautreizmittel.** Viele ätherische Öle verursachen eine Rötung und ein Wärmegefühl auf der Haut, was auf eine stärkere Durchblutung zurückzuführen ist. Dieser Effekt wird in Salben und

Linimenten bei rheumatischen und neuralgischen Schmerzen ausgenutzt.

- **Antiphlogistika.** Bei einigen Inhaltsstoffen, hauptsächlich bei Terpenen, wird eine Antihistaminwirkung beobachtet, die die entzündungshemmenden Eigenschaften erklären würde. Zurzeit werden auch eine Inhibition auf die Prostaglandinsynthese diskutiert, wobei noch unklar ist, ob die Wirkung auf eine Hemmung der Cyclooxigenase-1 (COX 1) oder der Transkriptionsfaktoren, was zu einer geringern Bereitstellung der COX 1 in der Zelle führt, zurückgeführt werden kann.
- **Expektoranzien.** Bei dieser Indikation wird durch die Reizwirkung der ätherischen Öle auf die Bronchien eine erhöhte Sekretion und Sekretolyse hervorgerufen.
- **Stomachica.** Auch hier spielt die Reizwirkung eine Rolle, denn sie führt im Magen zur erhöhten Magensaftsekretion und erhöht die Magenmotorik, was zu einer besseren Verdauung führt.
- **Geschmackskorrigens und Gewürz.** Die bei den Stomachica beschriebene Wirkung kann auch reflektorisch durch den Geruch und den Geschmack ausgelöst werden. Darin liegt der Grund, warum gut gewürzte Speisen durch ihren Geruch den Appetit anregen und meist besser verdaut werden.
- **Spasmolytika.** Einige Öle haben nachweislich eine Wirkung auf die glatte Muskulatur des Magen-Darm-Traktes (Pfefferminzöl und Kümmelöl). Sie wirken erschlaffend, was mit einem calciumantagonistischen Effekt erklärt werden kann. Andererseits kommt es durch die Reizwirkung zur Tonussteigerung. Diese Wirkung macht sie zu geeigneten **Carminativa** bei peptischen Dysfunktionen.

- **Diuretica.** Auch hier wird die Reizwirkung als Ursache diskutiert, denn resorbierte ätherische Öle werden über die Niere ausgeschieden und können aufgrund der Reizwirkung zu einer erhöhten Diurese führen.
- **Cholagoga.** Hier spielt die Reizwirkung auf die Gallenblase die Hauptrolle. Sie führt zu einem erhöhten Gallenfluss, was wiederum die Verdauung günstig beeinflusst.
- **Desinfektionsmittel und Antiseptica.** Viele ätherische Öle haben neben den bereits beschriebenen Eigenschaften auch antibakterielle Effekte. Sie beeinflussen entweder das Wachstum beziehungsweise die Vermehrung von Mikroorganismen oder töten sie ab. Diese Indikation wird aber nur noch für einige Öle in der Zahnmedizin und bei Harnwegsinfektionen in Anspruch genommen.
- **Anthelmintica und Parasitenmittel.** Als Sonderwirkung ist die antiparasitäre Eigenschaft einiger Öle zu nennen, die sich von Eingeweidewürmern bis hin zu Läusen und Krätzmilden erstreckt. Seit kurzem wird ein Derivat des Artemisinins aus *Artemisia annua*, der Artemether, zur Behandlung der akuten unkomplizierten Malaria tropica eingesetzt.

Die Wirkungen sind bei der Anwendung ätherischer Öle nicht einzeln zu sehen. Immer sind mehrere Wirkungen an der Gesamtwirkung beteiligt. Andererseits kann nicht jedes Öl auf allen zehn Gebieten gleich potent sein, so dass eine Differenzierung beim Gebrauch der ätherischen Öle angebracht ist. Bei den Drogen ist zu beachten, dass die ätherischen Öle mit maximal 10 % nur einen Teil der Inhaltsstoffe ausmachen und die anderen, wie zum Beispiel die Gerbstoffe oder die

Flavonoide, mit an der Wirkung der Droge beteiligt sind. Als Risiko bei der Anwendung ätherischer Öle muss immer auf allergische Reaktionen geachtet werden, insbesondere bei sensiblen Patienten.

CAMPHER DAB – Camphora

Stammpflanze. Campher ist der bei Zimmertemperatur feste Bestandteil des ätherischen Öles des bis 40 m hohen Campherbaumes, *Cinnamomum camphora* (L.)SIEB. (Lauraceae), der in Ostasien (Taiwan, Vietnam, Japan) heimisch ist.

Gewinnung. Zur Gewinnung wird das Holz von 50 bis 60 Jahre alten Bäumen einer Wasserdampfdestillation unterworfen. Auf dem Destillat schwimmt ein halbflüssiges Gemisch von festem Campher und Campheröl. Letzteres wird vom ausgeschiedenen festen Campher durch Abpressen getrennt. Der so gewonnene Rohcampher wird durch Sublimation gereinigt. Aus 20 bis 40 kg Holz lässt sich auf diesem Weg 1 kg Campher gewinnen. Er ist rechtsdrehend und hat D-Konfiguration.

Ein Teil des im Handel befindlichen Camphers (Camphora Ph.Eur.) wird aus α- und β-Pinen synthetisiert. Er unterscheidet sich vom natürlichen Campher dadurch, dass er optisch inaktiv ist. Das heißt, er ist ein Racemat aus gleichen Teilen D- und L-Campher.

Chemie. Aus der Summenformel $C_{10}H_{16}O$ wird ersichtlich, dass Campher ein Monoterpen ist. Er besitzt zwar zwei asymmetrische C-Atome, die bicyclische Struktur lässt aber nur zwei Stereoisomeren, die D- und L-Form, zu.

Verwendung. Campher zeigt eine starke Hautreizung, die bei Einreibungen zur örtlichen Hyperaemisierung bei Rheumatismus, Neuralgien und Muskelzerrungen ausgenutzt wird. Durch seine schwach ausgeprägte antiseptische Wirkung wird er in kleinen Mengen Mund- und Hautwässern zugegeben. Die innerliche Applikation als Analepticum bei Kreislaufkollaps, Pneumonie und Atemlähmung ist wegen der schlechten Steuerung und der relativ kleinen therapeutischen Breite (bei Kleinkindern letale perorale Dosis 1 g, bei Erwachsenen 20 g) obsolet. Sie beruht auf der Erregung des zentralen Nervensystems. Eine direkte positiv inotrope Wirkung am Herzen, die häufig dem Campher nachgesagt wird, ist nicht bewiesen.

An der glatten Muskulatur (Darm und Bronchien) zeigt Campher durch direkten Angriff eine lähmende Wirkung, was ihn als Spasmolyticum brauchbar macht.

Terpentin, Terpentinöl, Kolophonium

Stammpflanzen. Die drei Drogen werden aus einer Reihe von *Pinus*-Arten (Coniferae) gewonnen: *P. palustris* MILLER, *P. caribaea* MORELET, *P. taeda* L., *P.sabiniana* DOUGLAS alle vorkommend in den USA, *P. pinaster* AIT. (Frankreich), *P. sylvestris* (nordische Länder), *P. nigra* ARNOLD (Österreich).

Gewinnung. Durch Anbringen V-förmiger Einschnitte an den Stämmen fließt ein Balsam aus den schizogenen Ekretgängen der Rinde und des Holzes, der über Metallrinnen in Töpfe aufgefangen

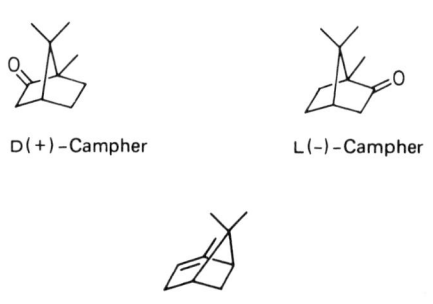

D(+)-Campher L(-)-Campher

α-Pinen

wird. Infolge eines Wundreizes wird der Balsamfluss erhöht, der durch Beizen mit Säuren und Laugen weiter verstärkt werden kann. Ein Baum kann 1,5 bis 4 kg pro Jahr liefern.

Das gewonnene Terpentin (Terebinthinae DAB 6) lässt sich als Balsam durch Wasserdampfdestillation in einen flüchtigen Anteil, das Terpentinöl, und einen harzigen Rückstand, das Kolophonium, trennen.

Inhaltsstoffe des ätherischen Öls. Das ätherische Öl ist zu 15 bis 30 % Bestandteil des Balsams. Es besteht zu 96 % aus α-Pinen neben wechselnden Mengen β-Pinen und anderen nicht oxidierten Monoterpenen.

α-Pinen   β-Pinen

Die Zusammensetzung ist von Art zu Art unterschiedlich, So hat das Öl von *Pinus sylvestris* Δ³-Caren, p-Cymol und Campher als Hauptinhaltsstoffe.

Δ³-Caren   Campher   p-Cymol

Durch die Doppelbindungen sind die Inhaltsstoffe des Öles leicht autoxidabel, was zu den stark hautreizenden Pinenperoxiden führen kann.

Verwendung. Terpentinöl ist ein hautreizendes Mittel, das nur noch selten angewandt wird. Bei Bronchitiden wird es Inhalationen zugesetzt. Der innere Gebrauch ist wegen der starken Nierenreizung obsolet.

ROSMARINBLÄTTER DAC – Rosmarini folium – Folia Rosmarini

Stammpflanze. Die Blätterdroge stammt von *Rosmarinus officinalis* L. (Lamiaceae), eines mit hellblauen Blüten versehenen Strauches im Mittelmeergebiet.

Inhaltsstoffe. Die Blätter enthalten 1,5 bis 2,5 % ätherischen Öl, das als **Rosmarinöl** (Rosmarini aetheroleum) im **DAB** offizinell ist. Hauptinhaltsstoffe sind die Monoterpene 1,8- Cineol (bis 30 %), Campher und Camphen (bis 10 %), Borneol (bis 20 %) sowie Pinene.

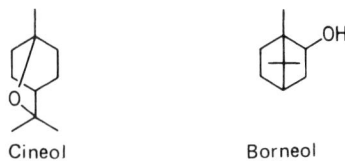

Cineol   Borneol

Neben dem ätherischen Öl werden Gerbstoffe (unter anderem Rosmarinsäure) und Triterpensäuren (Oleanolsäure, Ursolsäure) sowie Flavonoide und Bitterstoffe gefunden.

Verwendung. Rosmarinöl wird zur Schmerzstillung bei Muskel- und Gelenkrheumatismus und Nervenentzündungen in Form von Bädern oder Einreibungen verwendet. Rosmarinblätter sind volksmedizinisch oft Bestandteile von Nerven- und harntreibenden Tees. Die Droge galt früher auch als Abortivum (= Abtreibungsmittel).

Makroskopische und mikroskopische Untersuchungen. Von der morphologischen Gestalt lassen sich die Rosmarinblätter leicht erkennen. Sie sind schmal, lanzettlich, ungestielt, ledrig und in getrockneter Form leicht brüchig. Die Blattränder sind nach unten eingerollt, was dem Blatt einen Nadelcharakter verleiht. Die Blattoberseite ist nur bei jungen Blättern mit vereinzelten Büschelhaare versehen, die Unterseite dagegen ist dicht weiß

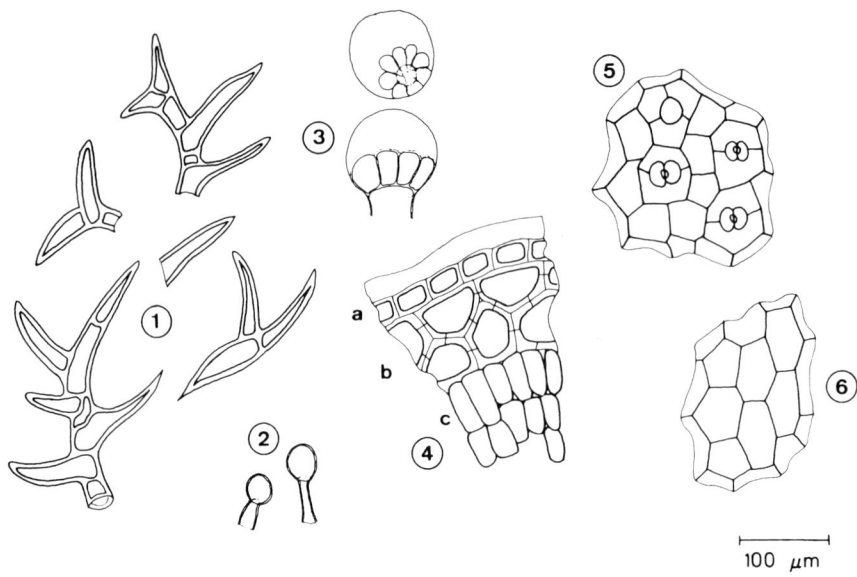

100 µm

Abb. 2.13 Pulver der Rosmarinblätter (Erläuterungen siehe Text)

behaart. Im Pulverpräparat (Abb. 2.13) werden gefunden: (1) viele Büschelhaare und deren Bruchstücke, (2) kleine Drüsenhaare, (3) vereinzelte Drüsenschuppen mit acht sezernierenden Zellen, (4) Blattbruchstücke im Querschnitt mit einer Epidermis (a), die verdickte Zellwände und eine dicke Kutikulaschicht trägt, darunter einer Hypodermis (b) mit getüpfelten, verdickten Zellwänden und einem vielschichtigen Palisadengewebe (c), (5) Epidermisfragmenten der Blattunterseite mit diacytischen Spaltöffnungen und Haarbasen sowie (6) Epidermisfragmenten der Blattoberseite ohne Spaltöffnungen.

LAVENDELÖL – Lavandulae aetheroleum Ph.Eur. – Oleum Lavandulae

Stammpflanze. Das ätherische Öl wird aus den frischen Blüten oder Blütenständen der *Lavandula angustifolia* MILLER (syn. *L. officinalis* CHAIX ex VILL.) (Lami-

aceae) durch Wasserdampfdestillation gewonnen. In Europa wird das Öl aus wilden und kultivierten Pflanzen gewonnen, die in den französischen und italienischen Seealpen sowie in der Provence weit verbreitet sind.

Inhaltsstoffe. Das Öl besteht bis zu 50 % aus Linalylacetat, einem Essigsäureester des nicht cyclischen Monoterpens Linalool, das auch zu einem gewissen Prozentsatz frei vorkommt. Daneben werden in geringen Mengen weitere Monoterpenalkohole wie Borneol und Cineol gefunden.

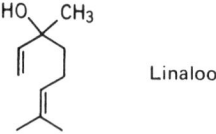

Linalool

Verwendung. Die Hauptmenge des Lavendelöls wird in der Riechstoffindustrie verarbeitet. Pharmazeutisch dient es ebenfalls als Geruchskorrigens, aber auch als Zusatz zu hautreizenden Bädern oder Einreibungen sowie als Wundheilmittel, da das Öl gute antiseptische Eigenschaften besitzt.

Thujon

SALBEIBLÄTTER – Salviae folium
Ph.Eur. – Folia Salviae

Stammpflanze. Die getrockneten Salbeiblätter stammen von *Salvia officinalis* L. (Lamiaceae), die vorwiegend im Mittelmeerraum (Spanien, Griechenland, Türkei) vorkommt.

Inhaltsstoffe. Die Droge enthält 1,5 bis 2,5 % ätherisches Öl. Die Zusammensetzung ist je nach Herkunft der Droge unterschiedlich. Die aus Griechenland stammende Droge enthält als Hauptbestandteil bis zu 70 % Cineol, die Droge aus Dalmatien bis zu 60 % ein Stereoisomerengemisch von Thujon, während die spanische Droge Cineol und Campher (beide um 30 %) als Hauptterpene aufweist. Daneben werden Borneol, Thymol und Carvacrol sowie der Bitterstoff Carnosol gefunden.

Verwendung. Äußerlich werden die aus der Droge hergestellten Extrakte, Infuse und Tinkturen als Adstringenzien bei Entzündungen der Mundschleimhaut angewendet, wobei die Gerbstoffe für die adstringierende Wirkung verantwortlich sind und das ätherische Öl antiphlogistisch wirkt. Die innere Anwendung zur Einschränkung von Schweißausbrüchen ist experimentell belegt, ohne dass der Wirkungsmechanismus bekannt ist.

Makroskopische und mikroskopische Untersuchungen. Die geschnittenen Salbeiblätter fallen durch die weißfilzige Behaarung der Blattunterseite auf. Die Farbe der Blätter ist grüngrau bis silbergrau. Die Blattoberseite ist gerunzelt. Außerdem erkennt man ein dichtes Adernetz, das auf der Blattunterseite stark hervortritt. Neben dem charakteristischen Aus-

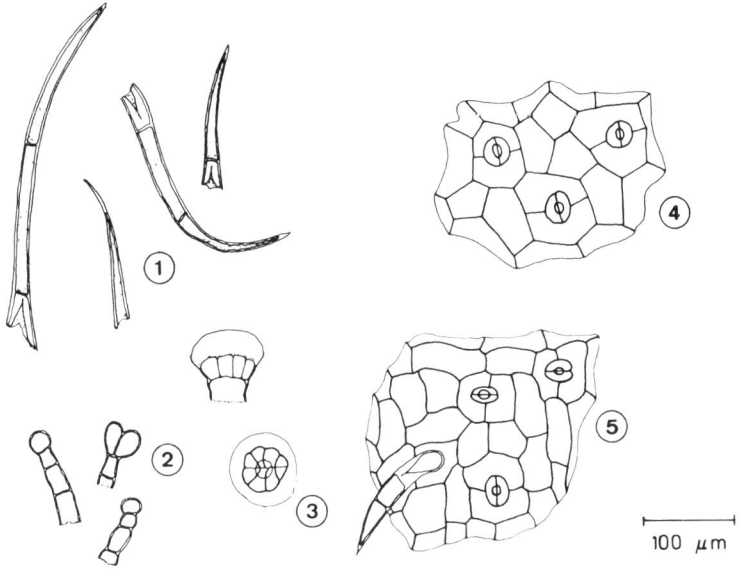

100 μm

Abb. 2.14 Pulver der Salbeiblätter (Erläuterungen im Text)

sehen ist die Droge leicht am Geruch zu erkennen. Mikroskopisch finden sich im Pulver (Abb. 2.14) viele spitz zulaufende Gliederhaare (1) und deren Bruchstücke mit dickwandigen Basiszellen, (2) länger- oder kurzgestielte Drüsenhaare mit ein- oder zweizelligen Köpfchen, (3) Drüsenschuppen mit acht sezernierenden Zellen, (4) Blattfragmente mit geradlinig verlaufenden Epidermiszellen der Blattoberseite und diacytischen Spaltöffnungen, sowie (5) Fragmente mit wellig gebuchteten Epidermiszellen der Blattunterseite mit ebenfalls diacytischen Spaltöffnungen, gestreifter Kutikula im Bereich der Spaltöffnungen und Haaren.

Neben den Salbeiblättern sind im Ph.Eur. auch die Blätter des **dreilappigen Salbeis, Salviae trilobae folium** (*Salvia triloba* L.f. (syn. *S. fruticosa* MILL.), Lamiaceae), aufgenommen worden, die unter anderem als Verfälschung der Salbeiblätter dienen. Ihr ätherisches Öl enthält 1,8-Cineol neben Borneol, Borneylacetat und Epoxydihydrocaryophyllen.

KAMILLENBLÜTEN – Matricariae flos Ph.Eur. – Flores Chamomillae

Stammpflanze. Die Droge sind die getrockneten Blütenköpfchen von *Matrica-ria recutita* L. (syn. *Chamomilla recutita* (L.) RAUSCHERT) (Asteraceae), einer im gesamten europäischen Bereich sowie in Vorderasien beheimateten einjährigen Pflanze.

Inhaltsstoffe. Die Droge enthält 0,5 bis 1,5 % Sesquiterpen haltiges ätherisches Öl (Mindestgehalt im Ph. Eur. 0,4 %). Hauptbestandteil ist das α-Bisabolol, daneben werden Oxide des Bisabolols, Farnesen, Cadinen als weitere Sesquiterpene gefunden. Die blaue Farbe, die erst während der Wasserdampfdestillation entsteht, wird vom Chamazulen verursacht, das sich aus dem Proazulen Matricin, einem cyclischen Sesquiterpen, bei Gegenwart von Wasser und Wärme bildet. Ferner werden cis- und trans-En-In-Dicycloether gefunden, die an der entzündungshemmenden Wirkung der Droge beteiligt sein sollen.

Neben dem ätherischen Öl, das den Anwendungsbereich der Droge bestimmt, sind in den Blüten eine Reihe von Flavonoiden, Oxycumarine (Herniarin, Umbelliferon), sowie Schleim- und Bitterstoffe nachgewiesen worden.

Verwendung. Durch die antiphlogistische, spasmolytische und bakterizide Wirkungen der Kamillenblüten, die auf die Inhaltsstoffe des Öls, die Flavonoide und

Bisabolol

En-In-Dicycloether

Matricin

Chamazulencarbonsäure

Chamazulen

Oxycumarine zurückgeführt werden, findet die Droge in Teemischungen oder in galenischen Zubereitungen (Extrakt, Tinktur) sowohl äußerlich als auch innerlich Anwendung als entzündungshemmendes, erweichendes, schmerzlinderndes Mittel, zur Wundbehandlung, bei Magen-Darm-Erkrankungen, Katarrhen und anderem mehr.

Makroskopische und mikroskopische Untersuchungen. Die Kamillenblüten, die nur als Ganzdroge verarbeitet werden, sind Blütenstände aus 12 bis 18 weißen Zungenblüten (Zbl) und zahlreichen fünfzipfligen gelben Röhrenblüten (Rbl) auf einem gewölbten Blütenboden (I). Der Blütenboden ist hohl, ein charakteristisches Kennzeichen der offizinellen Droge (Abb. 2.15) Er unterscheidet sich damit von ähnlich gebauten *Asteraceae*.

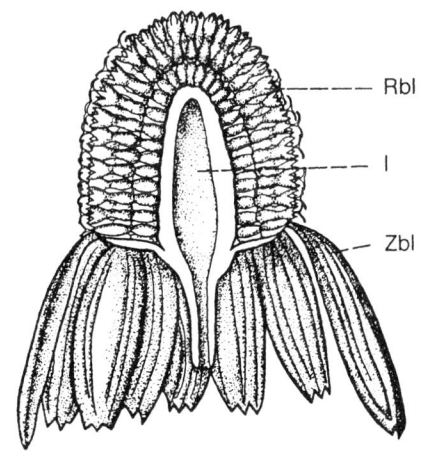

Abb. 2.15 Aufbau des Blütenstandes der Kamille, Erläuterungen siehe Text (aus Karsten, Weber, Stahl; nach Berg u. Schmidt)

Die Zungenblüten besitzen ein dreizipflige circa 9 mm lange und circa 2 mm weite Zunge, einen mit der Lupe deutlich erkennbaren zweiastigen Griffel, aber keine Staubgefäße. Sie sind demnach

weiblich. Die Röhrenblüten dagegen sind fünf- manchmal sechszipfelig. Der mit den typischen Asteraceen-Drüsenschuppen (dr) ausgestattete Fruchtknoten (Abb. 2.16) ist unterständig und zeichnet sich durch einen Steinzellring (st) an der Basis aus. Neben dem Griffel werden mit der Lupe auch Staubgefäße in der zwittrigen Röhrenblüte gefunden.

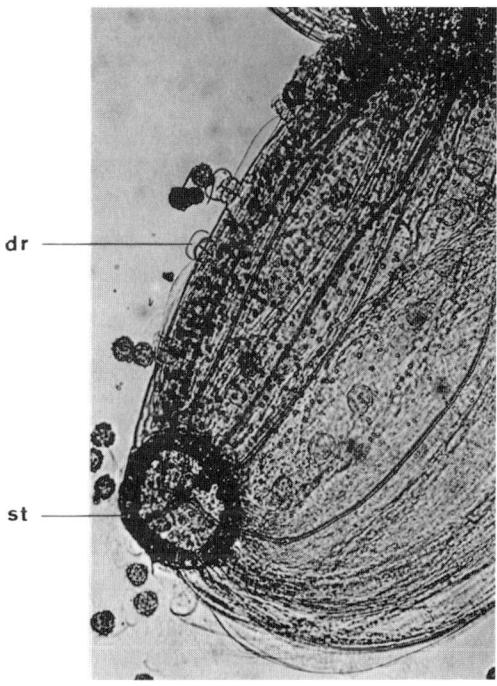

Abb. 2.16 Fruchtknoten der Röhrenblüte der Kamille (Erläuterungen siehe Text)

Im Pulver (Abb. 2.17) werden Fragmente der beiden Blütenarten wiedergefunden: (1) zahlreiche Pollenkörner mit körniger kurzstacheliger Exine und drei Austrittsstellen (circa 25 μm), (2) Blütenblattzipfel der Röhrenblüten, (3) papilläre Epidermis von der Innerseite des Blütenblattzipfels, (4) Griffel mit dickwandigen, getüpfelten Basalzellen und deren Bruchstücke, (5) vereinzelte

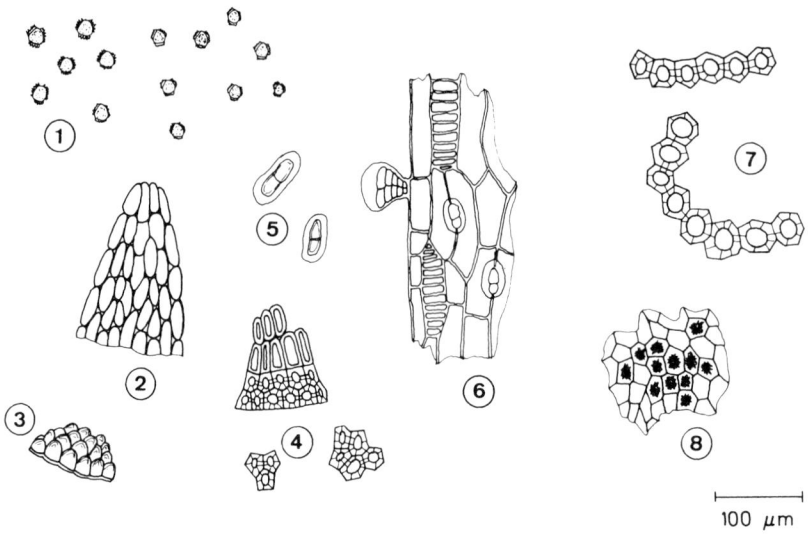

100 µm

Abb. 2.17 Pulver der Kamillenblüten (Erläuterungen siehe Text)

Drüsenhaare, (6) Fruchtknotenepidermis mit Schleimrippen und Drüsenhaaren (besser im Gycerolpräparat sichtbar), (7) Steinzellen aus der Fruchtknotenbasis, (8) Hüllkelchfetzen mit Calciumoxalatdrüsen. Daneben werden noch Bruchstücke von Narbenschenkel sowie vom Filament der Staubblätter und des Endotheciumgewebes gefunden.

Neben dieser Kamille wird die römische Kamille, Chamomillae romanae flos Ph.Eur., bei gleichen Indikationen verwendet. Sie wird von der in Westeuropa heimischen Asteracee, *Chamaemelum nobile* (L.) ALLIONI (syn. *Anthemis nobilis* L.) gewonnen. Das ätherische Öl weist außer Chamazulen Ester der Angelicasäure und der Isobuttersäure mit Isoamylalkohol und anderen aliphatischen Alkoholen auf. Daneben besitzt die Droge Oxycumarin und Flavonglykoside.

ARNIKABLÜTEN – Arnicae flos Ph.Eur. – Flores Arnicae

Stammpflanze. Zur offizinellen Droge ist nur die auf Bergwiesen Mitteleuropas verbreitete *Arnica montana* L. (Asteraceae) zugelassen.

Inhaltsstoffe. 0,26 bis 0,35 % eines rotgelben ätherischen Öles mit salbenartiger Konsistenz und einem Schmelzpunkt zwischen 24 und 31 °C. Die Konsistenz wird verursacht durch einen hohen Fettsäureanteil (ca. 45 %) mit Palmitin- und Linolsäure und einem Paraffinkohlenwasserstoffanteil (mit 19–30 C-Atomen) von 6,8 %. Daneben wird aus dem Öl Thymol isoliert, vom dem sich eine Reihe der nachgewiesenen Ether und Ester ableitet. Unter den 11,5 % Terpenen lässt sich eine Reihe von Sesquiterpenlactonen nachweisen, unter anderem Helenalin, das für die Wirkung der Droge aber auch für die allergischen Reaktionen verantwortlich gemacht wird. Die gelbe Farbe wird durch Lutein, einen carotionoiden Farbstoff, verursacht.

Thymol

Sesquiterpenlacton
R = H: Helenalin

Verwendung. Arnika ist in Form der Tinktur ein viel verwendetes Hausmittel, das äußerlich aufgrund seiner entzündungshemmenden und granulationsfördernden Eigenschaften sowie lokalen Reizwirkungen bei Prellungen, Quetschungen, Thrombosen und Wunden sowie zum Gurgeln und Pinseln bei Mundschleimhautentzündungen geeignet erscheint.

Die innerliche Anwendung führt sekundär zur Blutdrucksteigerung und einer Förderung der Herztätigkeit sowie zu Uteruskontraktionen, was die Anwendung als Herztonikum problematisch macht. Es sind mehrere Todesfälle nach per os- Einnahme der Tinktur beschrieben worden, deshalb ist sie heute umstritten, zumal auch höhere Dosen des Helenalins und seiner Derivate cardiotoxisch und allergen wirken können.

Makroskopische und mikroskopische Untersuchungen. Die Schnittdroge fällt durch zahlreiche Fragmente des Pappus auf, der sich bei den zwittrigen Röhren und weiblichen Zungenblüten am oberen Rand des Fruchtknotens als umgewandelter Kelch befindet. Daneben erkennt man stark zusammengefallene Fragmente der Blütenblätter sowie des Hüllkelches. Im Pulver (Abb. 2.18) lassen sich die Fragmente in mikroskopischer Vergrößerung deutlicher erkennen: (1) Fragmente der Blütenblätter mit mehr oder weniger papillöser Epidermis, (2) Gliederhaare, (3) Fragmente des Endotheciums, (4) gelbe, abgerundete, etwa 35 μm große Pollen mit grobstacheliger Exine und drei Keimporen, (5) Pappusfragmente mit abstehenden Haarspitzen, (6) Bruchstücke der Fruchtwand mit dunklen Exkretausschei-

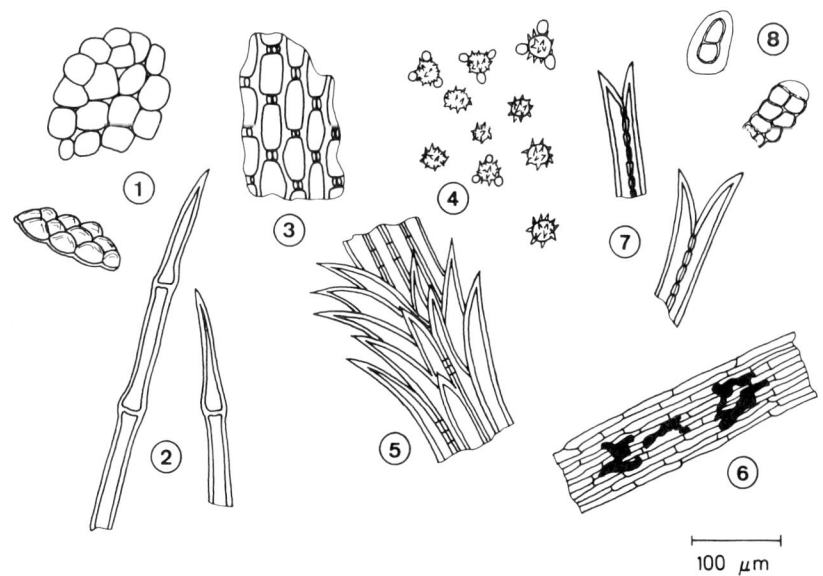

100 μm

Abb. 2.18 Pulver der Arnikablüten (Erläuterungen siehe Text)

dungen, (7) vom Fruchtknoten stammende Zwillingshaare und deren Bruchstücke, sowie (8) Drüsenhaare.

PFEFFERMINZBLÄTTER – Mentha piperitae folium Ph.Eur. – Folia Menthae piperitae

Stammpflanze. Die Blattdroge stammt von der in Europa, Nordamerika, Südamerika, Afrika und Asien kultivierten Pfefferminze, *Mentha piperita* L. (Lamiaceae). Die Pflanze ist ein Tripelbastard aus *M. aquatica* L. und *M. spicata* L.var.*spicata,* beziehungsweise *M. longifolia* (L.)HUDS. und *M. suaveolens* EHRHART. Die mehrjährige Kulturpflanze kann aufgrund ihrer Tripelbastardnatur nur vegetativ vermehrt werden, da eine generative Vermehrung die Bastardaufspaltung zur Folge habe würde.

Gewinnung. Die Ernte beginnt meist Ende August zu Beginn der Blütezeit. Das ätherische Öl wird aus dem etwa einen Tag ausgewelkten Kraut gewonnen, da sich beim Trocken ohne Sonnenlicht das Öl in seiner Zusammensetzung und in seinem Gehalt nicht verändert. Hauptlieferanten der Droge sind die Balkanländer.

Inhaltsstoffe. Neben Gerbstoffen, Bitterstoffen, einigen Pflanzensäuren und Flavonoiden besitzt die Droge 1 bis 3 % ätherisches Öl, das als Monographie **Menthae pip. aetheroleum** ins Ph.Eur. aufgenommen wurde. Die Zusammensetzung variiert nach Herkunft, Sorte und Anbau.

Der Hauptbestandteil des Öls ist mit rund 50 % das D(-)-Menthol, das zum Teil mit Essigsäure oder Valeriansäure verestert ist.

Daneben sind als weitere Bestandteile D(-)-Menthon (um 10 %), Menthofuran, Jasmon, Phellandren, Pinen, Cineol und Piperiton zu nennen.

Menthol   Menthon   Menthofuran   Jasmon

Die Geruchs- und Geschmacksqualität wird durch einen hohen Gehalt an Jasmon und Menthylestern positiv mitbestimmt, während Menthofuran, dessen Gehalt besonders bei Schädlingsbefall hoch ist, den Geruch und Geschmack verschlechtert.

Im DAB ist außerdem das **Minzöl** von *Mentha arvensis* L. var. *piperascens* HOLMES ex CHRISTY beschrieben, das auch als japanisches Minzöl bekannt ist. Es findet die gleiche Anwendung wie das Pfefferminzöl. Außerdem wird es zur Gewinnung des Menthols herangezogen.

Neben dem linksdrehenden Menthol ist im Ph.Eur. auch das halbsynthetische, racemische Menthol offizinell. Es wird entweder aus Thymol, Piperiton, α-Pinen oder anderen Monoterpenen hergestellt.

Verwendung. Die Droge wird hauptsächlich innerlich als Stomachicum, Carminativum oder zur Appetitanregung angewandt, außerdem bei akuter und chronischer Gastritis und Enteritis sowie bei Gallen- und Nierensteinen. Das Pfefferminzöl soll eine krampflösende Wirkung haben, die auf einen calciumantagonistischen Effekt zurückgeführt wird, der im Tierexperiment und am isolierten Muskel im Vergleich mit synthetischen Calciumantagonisten nachgewiesen werden konnte.

Menthol reizt die Kälterezeptoren und wirkt dadurch kühlend, anästhesierend und sekretionseinschränkend. Diese Wirkung wird bei Migränestiften, in Nasensalben und in Salben oder Lösungen zur Juckreizminderung ausgenutzt.

Makroskopische und mikroskopische Untersuchungen. Die Schnittdroge besteht aus dünnen, leicht zerbrechlichen, welligen oder gefalteten Blattfragmenten der 3 bis 9 cm langen, eiförmigen, ungleich gesägten Blätter, die auf der Unterseite etwas heller als auf der Oberseite sind. Die Droge lässt sich außerdem durch den charakteristischen Geruch und den würzigen, anfangs brennenden, dann kühlenden Geschmack identifizieren.

Das Pulver (Abb. 2.19) zeigt im mikroskopischen Bild typische Fragmente der Pfefferminzblätter: (1) Blattbruchstücke mit Epidermis in Aufsicht und achtzelligen Lamiaceen-Drüsenschuppen, die oft verletzt sind; (2) Blattfragmente mit unterer Epidermis, in der diacytische Spaltöffnungen zu finden sind; (3) Teilquerschnitte des Blattes mit Palisadengewebe, das zum Teil Hesperidinsphärite aufweist, und lockerem mehrschichtigem Schwammparenchym, (4) lange, einreihige, acht- und mehrzellige, spitze, dünnwandige Gliederhaare mit körniger Kutikula und (5) zwei- bis dreizellige Drüsenhaare mit mehr oder weniger kugeligen Endzellen.

MELISSENBLÄTTER – Melissae folium Ph.Eur. – Folia Melissae

Stammpflanze. Die Droge besteht aus den getrockneten Laubblättern der *Melissa officinalis* L. (Lamiaceae), die in Europa, Nordafrika und im Orient heimisch ist und kultiviert wird.

Inhaltsstoffe. Die Blätter von wildwachsenden Pflanzen enthalten 0,05 bis 0,15 % ätherisches Öl (Kulturpflanzen bis 0,8 %). Die Hauptbestandteile des Öls sind vorwiegend aliphatische Monoterpene wie Citronellal, Citral, Citronellol, Linalool und Geraniol. Die beiden Aldehyde Citronellal und Citral sind für den charakteristischen Geruch verantwortlich.

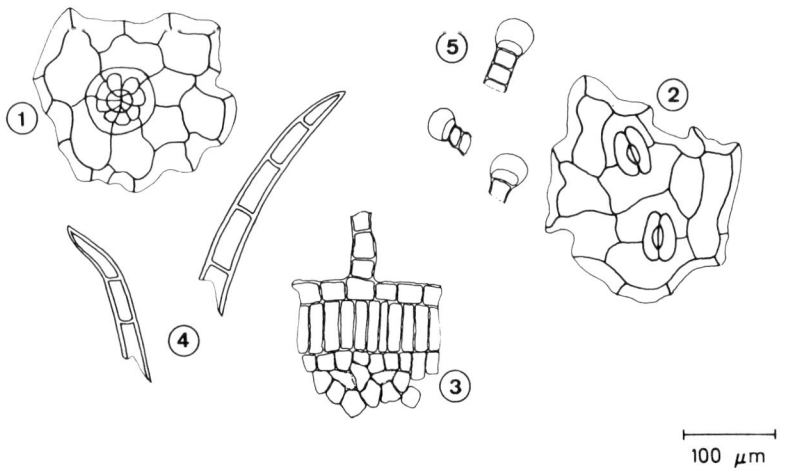

100 μm

Abb. 2.19 Pulver der Pfefferminzblätter (Erläuterungen siehe Text)

Geraniol   Citral   Citronellal

Daneben werden 3 bis 5 % Catechingerbstoffe, Pflanzensäuren und Bitterstoffe gefunden.

Verwendung. Die Blätter oder deren Zubereitungen werden als Carminativum, Stomachicum oder schwaches Spasmolyticum eingesetzt. Außerdem wird eine antivirale Wirkung (insbesondere bei Herpes labialis) diskutiert. Die oft behauptete sedative Wirkung ist umstritten und klinisch nicht nachgewiesen, gilt aber als eine der Hauptindikationen für die volkstümliche Anwendung entsprechender Zubereitungen, wie zum Beispiel für die Melissengeiste. Zur Herstellung der Melissenpräparate wird oft Oleum Citronellae, das ähnlich zusammengesetzte Öl aus dem in Java kultivierten Gras *Cymbopogon winteranus* JOWITT (Poaceae) verwendet.

Makroskopische und mikroskopische Untersuchungen. Die mehr oder weniger langgestielten, eiförmigen Blätter werden meistens geschnitten in den Handel gebracht. Die tiefgrüne Oberseite ist leicht behaart, die Unterseite nur an den stark hervortretenden Blattnerven.

Im Pulver (Abb. 2.20) können die charakteristischen Merkmale unter dem Mikroskop deutlich erkannt werden: (1) Epidermisfragmente mit diacytischen Spaltöffnungen der Oberseite (a) mit Eckzahnhaaren und der Blattunterseite (b) ohne Haare; (2) zahlreiche einzellige Eckzahnhaare; (3) wenige derbwandige, drei- bis fünfzellige Gliederhaare mit warziger oder gestrichelter Kutikula; (4) Drüsenhaare mit ein- bis selten dreizelligem Stiel und einzelligem Kopf und (5) achtzellige Lamiaceen-Drüsenschuppen.

ZIMTRINDE – Cinnamomi cortex
Ph.Eur. – Cortex Cinnamomi

Stammpflanze. Die von der Außenrinde befreiten und getrockneten Stamm- und

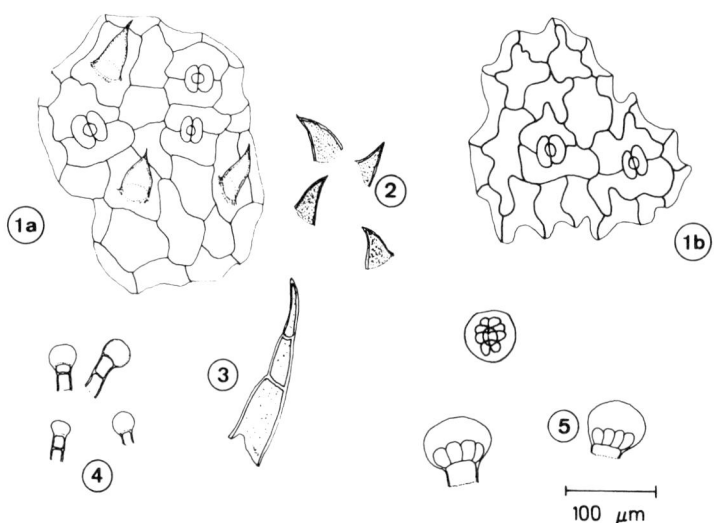

100 µm

Abb. 2.20 Pulver der Melissenblätter (Erläuterungen siehe Text)

Astrinden junger Triebe stammen von dem immergrünen, mittelgroßen Ceylon-Zimtbaum *Cinnamomum zeylanicum* NEES (Lauraceae). Der Baum ist in Ceylon heimisch, wird aber auch in Ostindien, auf Java, Sumatra, in Westindien und Südamerika angebaut.

Gewinnung. Die Zimtbaumkulturen werden so angelegt, dass durch ständiges Zurückschneiden des Hauptstammes keine Baumform entsteht, sondern sich lange dünne Triebe entwickeln, die die Droge liefern. Von diesen Schösslingen, die nach 1,5 bis zwei Jahren abgeschnitten werden, wird die Rinde mit Kupfer- oder Messingmessern (Eisen würde die gerbstoffhaltige Droge schwärzen) abgelöst, von den äußeren Geweben bis zur Steinzellschicht befreit, zu acht bis zehn gebündelt und getrocknet. Beim Trocknen rollen sich die Rindenstücke auf und verfärben sich infolge enzymatisch gesteuerter Phlobaphenbildung braunrot.

Inhaltsstoffe. Zimtrinde kann 2,5 % ätherisches Öl enthalten (Mindestgehalt Ph.Eur. 1,2 %). Geruchsträger und Hauptbestandteil sind drei Phenylpropan-Derivate Zimtaldehyd (65 bis 78 %), Eugenol und trans-Zimtsäure (zusammen bis 10 %). Daneben lassen sich die Mono-

terpene α- und β-Phellandren, α-Pinen und Linalool sowie Caryophyllen als Sesquiterpen isolieren.

Neben dem ätherischen Öl findet man in der Cortex-Droge Stärke, Schleim, Gerbstoffe und bis 6 % Calciumoxalat.

Verwendung. Die Droge ist vor allem ein Gewürz und ein beliebtes Geruchs- und Geschmackskorrigens, das in vielen Arzneizubereitungen Verwendung findet. In vielen Kombinationen wird Zimtrinde als Stomachicum bei Magen-Darm-Störungen eingesetzt.

Makroskopische und mikroskopische Untersuchungen. Da neben dem Ceylonzimt der Chinesische Zimt von *Cinnamomum aromaticum* NEES und *C. burmanii* (NEES) BLUME gehandelt wird, kommt der Untersuchung auf Identität eine Bedeutung zu. Makroskopisch lassen sich beide Sorten dadurch unterscheiden, dass der Chinesische Zimt ungeschält ist und somit eine Korkschicht trägt. Ceylonzimt dagegen ist geschält und die gleichmäßig bräunlichen Stücke sind von beiden Rändern her stark eingerollt.

Mikroskopisch wird dies ebenfalls deutlich (Abb. 2.21): Als äußeren Abschluss der Droge findet man einen Stein-

Zimtaldehyd

Eugenol

α-Phellandren

β-Phellandren

β-Caryophyllen

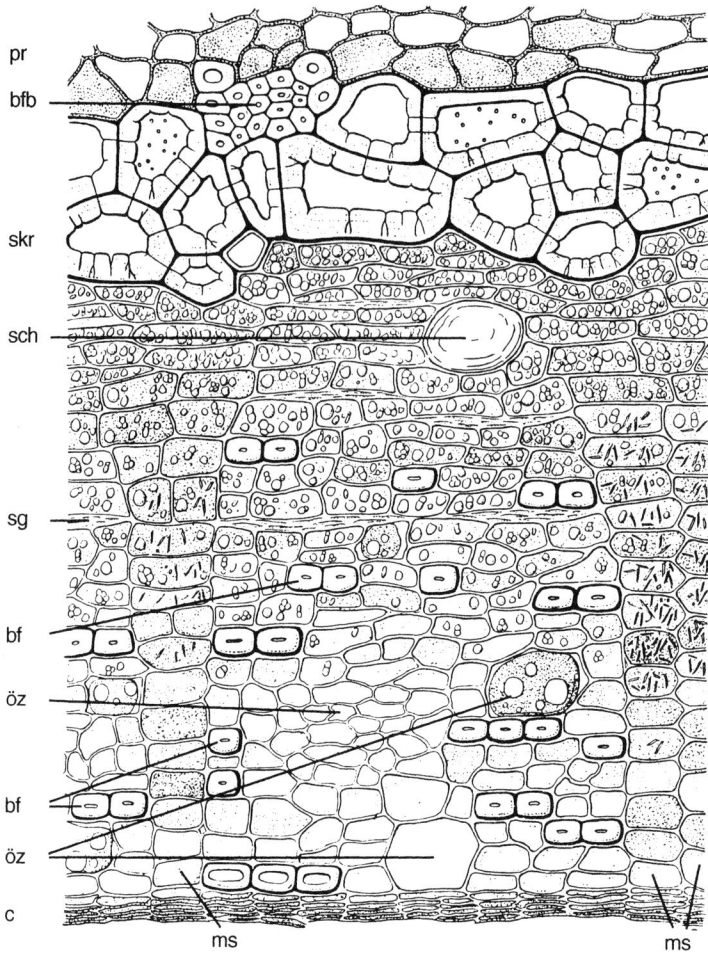

pr

bfb

skr

sch

sg

bf

öz

bf

öz

c

ms   ms

Abb. 2.21 Querschnitt der Ceylonzimtrinde (Erläuterungen siehe Text; aus Gassner, Hohmann, Deutschmann ; nach Gassner)

zellring (skr) mit nach außen anliegenden Bastfaserbündeln (bfb). Eventuell noch vorhandene braunwandige Parenchymzellen der äußeren Primärrinde sind meist zerrissen (pr). Die unter dem Steinzellring sich anschließende Sekundärrinde ist von meist zweizelligen Markstrahlen (ms) durchzogen, die kleine Calciumoxalatkristallnadeln enthalten. Die Siebzellgruppen (sg) sind meist obliteriert. Im Stärke führendem Parenchym sind zahl-

reiche braunwandige, englumige Fasern (bf), Ölzellen (öz) und Schleimzellen (sch) eingestreut. Nach innen wird die Rindendroge mit dem Cambium (c) abgeschlossen.

Das hellbraune Ceylonzimt-Pulver (Abb. 2.22) zeigt die Bestandteile der Rinde als Fragmente: (1) Im Wasserpräparat Stärke klein und einfach (12 bis 20 µm); (2) einzelne Bastfasern bis 600 µm lang, 10 bis 30 µm breit und kaum getüp-

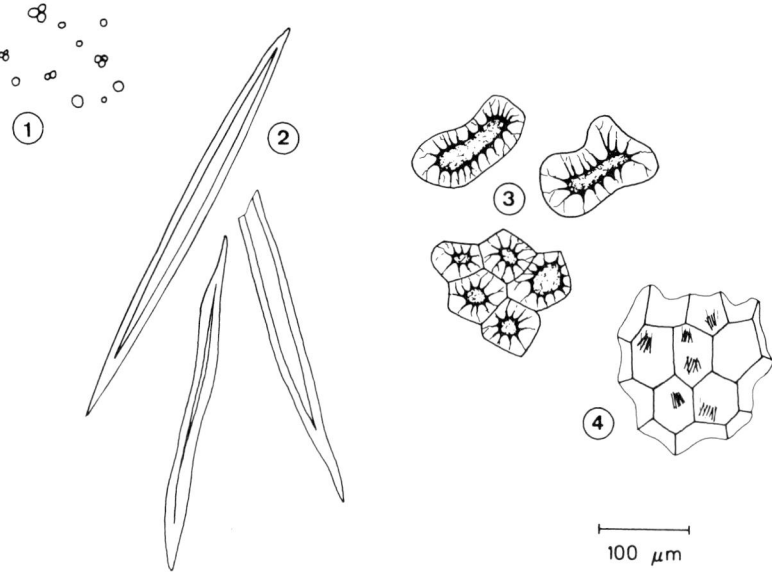

100 μm

Abb. 2.22 Ceylonzimtpulver (Erläuterungen siehe Text)

felt; (3) einzelne oder zusammenhängende meistens gleichmäßig verdickte Steinzellen aus dem Steinzellring; (4) Markstrahlparenchym oder Rindenparenchym mit kleinen Calciumoxalatraphiden. Das Pulver enthält kein Kork. Wenn, dann würde damit auf das Vorhandensein von Chinazimt hingewiesen.

NELKENÖL – Caryophylli aetheroleum Ph.Eur. – Oleum Caryophylli

Stammpflanze. Das ätherische Öl wird aus den 12 bis 17 mm langen getrockneten Blütenknospen von *Syzygium aromaticum* (L.) MERILL et L.M. PERRY (syn. *Eugenia caryophyllata* THUNBERG und *Jambosa caryophyllus* (SPRENG.) NIEDENZU) (Myrtaceae), einem immergrünen Baum, der auf den Molukken beheimatet ist.

Gewinnung. Das ätherische Öl wird durch Wasserdampfdestillation aus den Blüten gewonnen.

Inhaltsstoffe. Das Nelkenöl enthält bis 90 % Eugenol (Formel siehe S. 81) und bis 15 % Aceteugenol. Daneben werden Sesquiterpene wie Humulen und α-Caryophyllen sowie β-Caryophyllen (Formel siehe S. 81) gefunden.

α-Caryophyllen (Humulen)

Verwendung. Eugenol zeigt als Phenol-Derivat desinfizierende und lokalanalgetische Eigenschaften. Deshalb findet das Öl nach wie in der konservierenden Zahnheilkunde Anwendung. Außerdem dient Nelkenöl als insektenvertreibendes Mittel und innerlich als Geschmackskorrigens. Das aus dem Öl gewonnene Eugenol wird als Ausgangsstoff zur Vanillinsynthese herangezogen.

WERMUTKRAUT – Absinthii herba
Ph.Eur. – Herba Absinthii

Stammpflanze. Das zur Blütezeit geerntete Wermutkraut stammt von der auf trockenen sowie auf kalkreichen Böden wachsenden *Artemisia absinthium* L. (Asteraceae). Der Haubstrauch ist über ganz Europa, Nordasien und Nordafrika verbreitet und auch nach Amerika eingeschleppt.

Inhaltsstoffe. Durch die Existenz vieler chemischer Rassen variieren die Gehaltszahlen der Wirkstoffe stark. Wermut hat 0,25 bis 1,32 % ätherisches Öl (Mindestgehalt 0,2 %), das dunkelgrün bis blau ist, mit rund 10 % Thujon (Formel siehe S. 73) und 70 % Thujol und dessen Ester, sowie Phellandren (Formel siehe S. 81), Cadinen und Chamazulen (Formel siehe S. 74), das bei der Wasserdampfdestillation aus dem Artabsin entsteht und für die Farbe verantwortlich ist.

Thujol   Cardinen   Artabsin

Die Droge enthält außerdem Bitterstoffe (Blätter 0,3 %, Blüten 0,15 %) (Mindestbitterwert 15 000). Die Hauptverbindungen sind Absinthin, ein C_{30}-Körper, der durch Dimerisation eines Sesquiterpens vom Typ des Artabsins entsteht, und das zum Absinthin isomere Anabsinthin.

Verwendung. Wermutkraut wird als aromatisches Bittermittel zur Appetitanregung durch reflektorische Magensaftsekretionssteigerung eingesetzt. Das ätherische Öl ist durch den Thujongehalt stark toxisch.

Makroskopische und mikroskopische Untersuchungen. Die Droge zeichnet sich

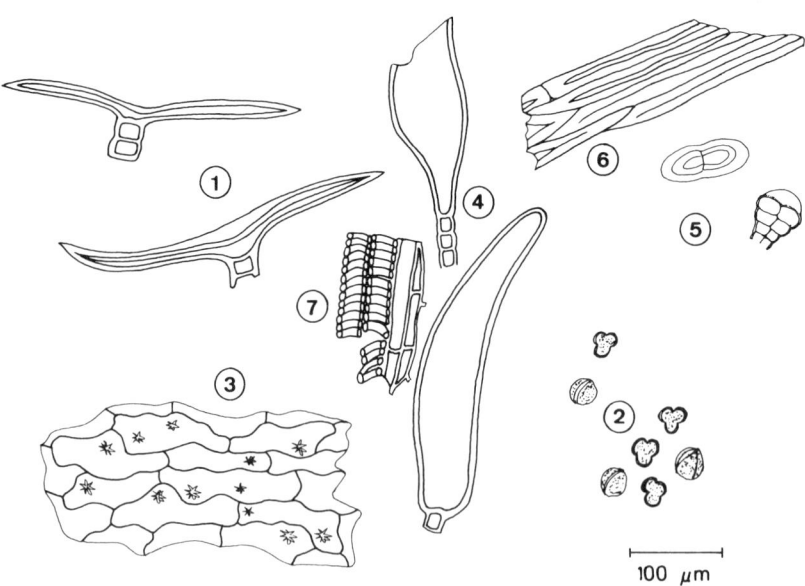

100 µm

Abb. 2.23 Pulver des Wermutkrautes (Erläuterungen siehe Text)

durch gelbe und bräunliche Blütenköpfchen, grau behaarte Blattstücke und dünne Stängelfragmente aus. Im Pulver (Abb. 2.23) findet man unter dem Mikroskop (1) zahlreiche charakteristische T-Haare; (2) abgerundete, dreieckige Pollen mit drei Keimporen (25 bis 40 μm); (3) Blütenblattfragmente zum Teil mit Oxalatdrusen; (4) flache, breite Spreuhaare des Blütenbodens und deren Fragmente; (5) Drüsenhaare; (6) Bastfasergruppen aus dem Stängel und (7) Leitbündelfragmente aus dem Stängel.

Als eine weitere als Amarum verwendete Asteraceendroge ist *Achillea millefolium* L., das Schafgarbenkraut (**Millefolii herba**), ins Ph.Eur. aufgenommen worden und Bestandteil einiger Magentees. Das ätherisches Öl (circa 0,25 %) kann neben Monoterpenen nach der Wasserdampfdestillation bis zu 40 % Chamazulen enthalten, das aus bitter schmeckenden Proazulenen während der Destillation gebildet wird.

KALMUS – Calami rhizoma – Rhizoma Calami

Stammpflanze. Die im österreichischen und schweizerischen Arzneibuch beschriebene Kalmusrhizomdroge stammt von *Acorus calamus* L. (Araceae), einer ursprünglich in Ostasien und Nordamerika beheimateten Pflanze, die aber inzwischen in allen gemäßigten Klimazonen der nördlichen Erdhälfte verbreitet ist. Die in unseren Breiten vorkommende Form ist triploid und kann sich folglich nur vegetativ fortpflanzen. Diploide Varietäten finden sich in Nordamerika, tetraploide in Ostasien.

Inhaltsstoffe. Der Gehalt an ätherischem Öl korreliert mit dem Chromosomensatz (diploid 2,2 %; triploid 3,1 %; tetraploid 6,8 %). Das Öl ist aus mehr als 30

verschiedenen Verbindungen zusammengesetzt, wobei neben Sesquiterpenen und Monoterpenen die beiden Phenylpropane α-und β-Asaron als die charakterisierenden Bestandteile anzusehen sind. Im Öl überwiegt das β-Asaron vor dem transisomeren α-Asaron.

α-Asaron   β-Asaron

Neben dem ätherischen Öl werden noch nichtwasserdampfflüchtige Bitterstoffe gefunden, sowie Gerbstoffe, Schleim, Stärke, Fettsäuren und Cholin als Stickstoffbase.

Verwendung. Kalmus ist ein oft verwendetes Stomachicum mit carminativer Wirkung, das auch sedativ und analgetisch wirken soll. Äußerlich zeigt das Rhizom hautreizende Eigenschaften.

Makroskopische und mikroskopische Untersuchungen. Die rötlich-weißen, unregelmäßig geformten, geschälten Rhi-

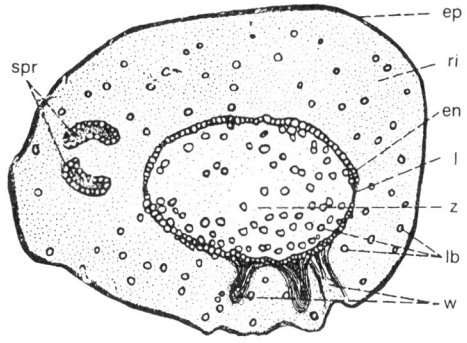

Abb. 2.24 Querschnitt des Kalmusrhizoms (Lupenbild): ep Epidermis, ri Rinde, en Endodermis, l Lücke in der Endodermis, z Zentralzylinder, lb Leitbündel, w Wurzel, spr Leitbündel des Seitensprosses (aus Karsten, Weber, Stahl; nach Oltmanns)

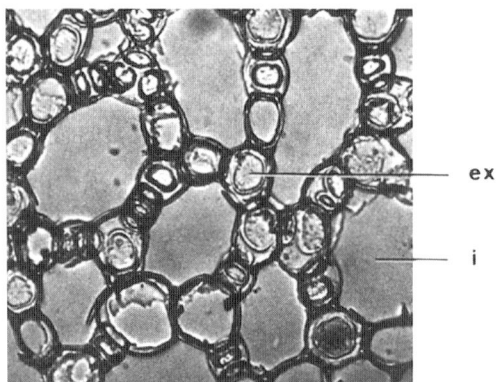

Abb. 2.25 Aerenchym des Kalmusrhizoms (Erläuterungen siehe Text)

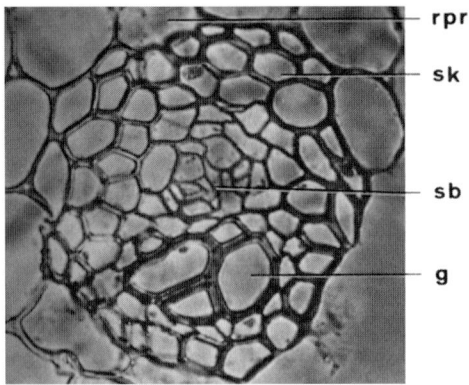

Abb. 2.26 Kollaterales Leitbündel aus dem Rindenparenchym (Aerenchym) des Kalmusrhizoms (Erläuterungen siehe Text)

zomstücke zeigen im Querschnitt (Abb. 2.24) unter der Lupe eine deutliche Trennung in Rinde und Zentralzylinder und die für Monokotyledonen charakteristische verstreute Anordnung der Gefäßbündel über den gesamten Querschnitt. Auf der Unterseite der Rhizomstücke erkennt man unregelmäßig angeordnete Wurzelnarben.

Das mikroskopische Bild des Querschnitts (Abb. 2.25) zeigt das charakteristische Grundgewebe, das stärkehaltige Aerenchym, mit großen, luftführenden Interzellularräumen (i) und Ölzellen (ex), die meistens dort angesiedelt sind, wo mehr als zwei Zellen aufeinandertreffen.

In das als Aerenchym aufgebaute Rindenparenchym (rpr) sind geschlossene kollaterale Leitbündel eingestreut (Abb. 2.26) mit einigen Gefäßen(g) und kleinzelligem Siebteil (sb) umgeben von einer Sklerenchymfaserscheide (sk).

Die Leitbündel im Parenchym der Zentralzylinder (pr)sind konzentrisch mit einem Innenphloem (sb) und Gefäßteilen (g) in der Peripherie (Abb. 2.27).

Im Pulver (Abb. 2.28) werden Fragmente der im Querschnitt beschriebenen Gewebe gefunden: (1) im Wasserpräparat

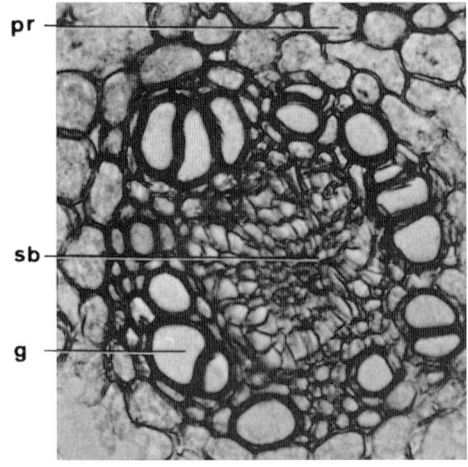

Abb. 2.27 Konzentrisches Leitbündel aus dem Zentralzylinder des Kalmusrhizoms (Erläuterungen siehe Text)

Stärke bis 10 µm; (2) Aerenchym im Längsschnitt; (3) Aerenchym im Querschnitt; (4) Parenchym mit kleinen konkav gewölbten Interzellularen; (5) Gefäßfragmente und (6) Sklerenchymfasern mit vereinzelten Kristallzellreihen.

Drogen mit Sesquiterpenen als Hauptbestandteile der ätherischen Öle sind in der Pflanzenfamilie der Zingiberaceae zu suchen. Drei Drogen sollen stellvertre-

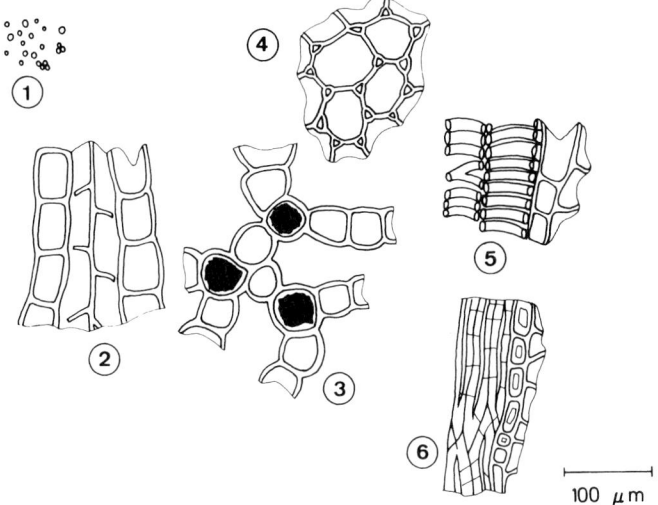

100 µm

Abb. 2.28 Kalmusrhizompulver (Erläuterungen siehe Text)

tend genannt werden, da sie in Tees verarbeitet werden und im DAB, Ph.Eur oder DAC beschrieben sind.

INGWERWURZELSTOCK DAB – Rhizoma Zingiberis

von *Zingiber officinale* ROSC., eine Pflanze, die im tropischen Asien beheimatet ist und einen ätherischen Ölgehalt von 3 % aufweist. Hauptinhaltsstoffe des Öls sind α- und β- Zingiberen, β-Bisabolen und ar-Curcumen.

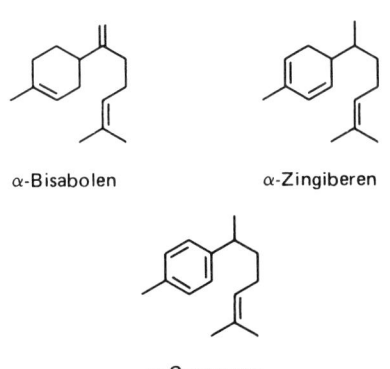

α-Bisabolen   α-Zingiberen

ar-Curcumen

Der scharfe Geschmack der Droge, die als Stomachicum und Gewürz Verwendung findet, wird durch nichtflüchtige Phenole verursacht, wie Shoagol, Methylgingerol und Zingeron.

CURCUMAWURZELSTOCK DAC – Curcumae longae rhizoma

von *Curcuma longa* L., einer in Südostasien verbreiteten Gewürzpflanze, ist der Hauptbestandteil des Curry. Das ätherische Öl, mit 1,5 bis 5,5 % in der Droge zu finden, enthält Tumeron und ar-Tumeron.

Turmeron   ar-Turmeron

Daneben sind auch Phenylpropan-Derivate zu nennen, wie das Curcumin, das die Wirkung der Droge als Stomachicum und

Cholagogum mitbeeinflusst, aber auch für die Curry-Farbe verantwortlich ist.

Curcumin

Anethol

Methylchavicol

JAVANISCHE GELBWURZ – Curcumae xanthorrhizae rhizoma Ph.Eur.

stammt von *Curcuma xanthorrhiza* ROXB., einer in Java und Südchina angebauten Zingiberaceae. Diese Droge ist in der cholagogen Wirkung der Curcumalonga-Droge überlegen.

Auch in der Familie der *Apiaceae* (früher Umbelliferae) werden viele Arten mit hohem ätherischen Ölgehalt angetroffen, die in der Pharmazie eine bedeutende Rolle spielen.

ANIS – Anisi fructus Ph.Eur. – Fructus Anisi

Stammpflanze. Die Anisfrüchte stammen von der einjährigen, aus dem Orient stammenden, inzwischen in verschiedenen Erdteilen angebauten oder verwilderten Pflanze *Pimpinella anisum* L. (Apiaceae). Europäische Hauptlieferanten der Droge sind Spanien und Russland.

Inhaltsstoffe. Neben etwa 30 % fettem Öl, Proteinen und Zucker werden in den Früchten circa 1,5 % ätherisches Öl gefunden, das als **Anisi aetheroleum** im Ph.Eur. beschrieben ist. Der Hauptbestandteil des ätherischen Öls ist das Phenylpropan Anethol (bis 90 %), begleitet von dem isomeren Methylchavicol sowie geringen Mengen von Anisketon und Anissäure.

Wegen des hohen Anetholanteils ist das frische Anisöl in der Kälte eine kristalline Masse (Schmelzpunkt 15 °C). Bei längerem Stehen unter Luft- und Lichteinwirkung ändern sich die physikalisch-chemischen Daten, was auf Reaktionen des Phenylpropan- Derivates hinweist. So kann Anethol durch Seitenkettenverkürzung Anisaldehyd bilden, der zum Dianisoin dimerisieren kann. Außerdem kann Anethol selbst zum Dianethol, ein Dimethyl-Derivat des Stilöstrols, dimerisieren.

Verwendung. Die Droge und das ätherische Öl wirken sekretolytisch und werden therapeutisch als Expektoranzien eingesetzt. Daneben finden sie Anwendung als Carminativa, Spasmolytika und Laxanzien. Äußerlich wird das ätherische Öl zu hautreizenden Einreibungen und zur Abwehr von Ungeziefer verwendet.

Makroskopische und mikroskopische Untersuchungen. Die Droge besteht aus den reifen, getrockneten, birnenförmigen, kurzgestielten, meist zusammenhängenden Teilfrüchten (Achänen). Im Querschnitt erkennt man schon unter der Lupe die wenig hervorspringenden fünf Rippen pro Teilfrucht, die flachen Tälchen und das Endosperm (end). Unter dem Mikroskop (Abb. 2.29) werden Einzelheiten sichtbar: Eine kurze dichte Behaarung (ha)mit ein- bis zweizelligen, dickwandigen und gebogen Haaren und eine warzige Kutikula haben (Abb. 2.30), eine Vielzahl von Ölgängen (ex) in der Fruchtwand, Leitbündel (lb) in den Rip-

Dianisoin

Dianethol

pen. Zentral erkennt man den Carpophor (ccp) als Fruchtträger und die Raphe (ra). Häufig wird in der Mitte des Endosperms der Sämling sichtbar.

Kutikula; (3) gelbbraune Ölgänge mit den Querzellen des Endocarps; (4) Endospermgewebe mit kleinen Oxalatdrusen, fettem Öl und Aleuronkörnern und (5) Sklerenchymfasern des Carpophors und des Fruchtstieles.

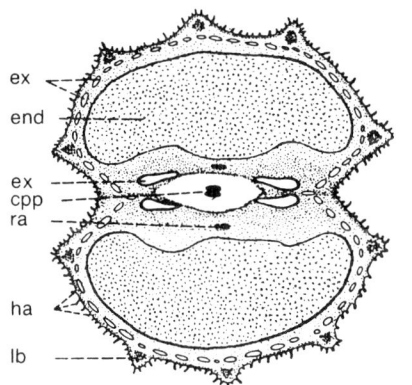

Abb. 2.29 Querschnitt der Anisfrucht; Erläuterungen im Text (aus Karsten, Weber, Stahl; nach Gassner)

Im Pulver (Abb. 2.31) findet man Fragmente der Frucht wieder: (1) dickwandige Epidermiszellen mit vereinzelten anomocytischen Spaltöffnungen und zahlreichen Haaren; (2) einzelne Haare mit warziger

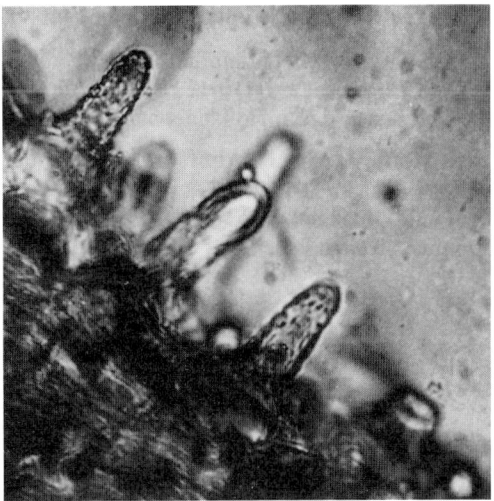

Abb. 2.30 Haare der Fruchtwandepidermis der Anisfrüchte

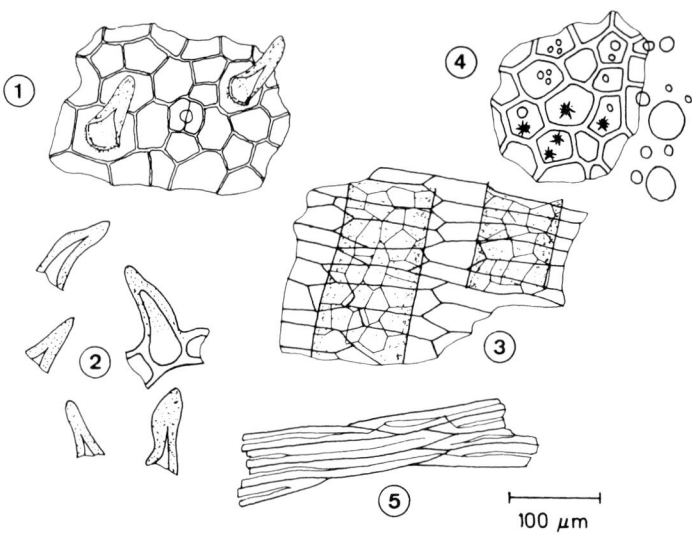

Abb. 2.31 Anispulver (Erläuterungen siehe Text)

KÜMMEL – Carvi fructus Ph.Eur. – Fructus Carvi

Stammpflanze. Die Stammpflanze ist der auf den Wiesen Europas wild wachsende, zweijährige Feldkümmel, *Carum carvi* L. (Apiaceae). Die Droge stammt meist von Kulturpflanzen, von denen die in Holland wachsenden den am meisten bevorzugten Kümmel liefern.

Inhaltsstoffe. Je nach Herkunft enthält die Droge zwischen 3,0 und 7,0 % ätherisches Öl, das als **Kümmelöl** ins DAB aufgenommen wurde. Hauptbestandteile sind Carvon (50 bis 60 %) und Limonen (ca. 30 %), begleitet von anderen Monoterpenen, die sich von den beiden Substanzen ableiten lassen.

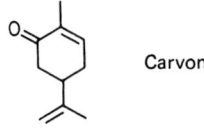

Carvon

Neben dem ätherischen Öl werden rund 13 % fettes Öl, 20 % Proteine und stickstoffhaltige Substanzen gefunden sowie Stärke (4,5 %) und Zucker (3 %).

Verwendung. Aufgrund der spasmolytischen und carminativen Eigenschaften des ätherischen Öls – der genaue Wirkungsmechanismus ist noch nicht bekannt – ist Kümmel eine häufig angewandte Arzneipflanze bei spastischen Zuständen im Magen-Darm-Trakt und der Gallenwege, bei starker Flatulenz, Meteorismus und Gärungsdyspepsien sowie bei Appetitlosigkeit. Kümmel ist darüber hinaus ein beliebtes blähungstreibendes Mittel in der Kinderheilkunde.

Die Anwendung von Kümmel als Gewürz bei Speisen, die leicht Koliken und Blähungen hervorrufen, wie zum Beispiel Kohl, kann Verdauungsbeschwerden verhindern.

Äußerlich wird das Kümmelöl in Rheumaeinreibungen und für Bäder als hautreizendes Mittel verwendet.

Makroskopische und mikroskopische Untersuchungen. Die Droge besteht aus den Teilfrüchten der Doppelachäne, die

die charakteristische Fruchtform der Apiaceen ist. Die meist 5 mm langen Teilfrüchte sind dunkelbraun und haben fünf hervortretende Rippen, die sich als hellere Streifen absetzen. Sie sind sichelförmig gekrümmt, beidseitig zugespitzt und in der Mitte etwa 1 mm dick.

Der Querschnitt (Abb. 2.32) mikroskopisch betrachtet, weist in etwa die Form eines regelmäßigen Fünfecks aus. In den fünf gleichstarken Rippen lassen sich die Leitbündel (lb) erkennen, Zwischen den Rippen, in den Tälchen, befindet sich je ein Exkretgang (ex) in der Fruchtwand (frw). Das von der Samenschale (sms) umschlossene Endosperm (end) hat ebenfalls die Form eines gleichseitigen Fünfeck. Zentral lässt sich die Raphe (ra) und der Carpophor (cpp) erkennen.

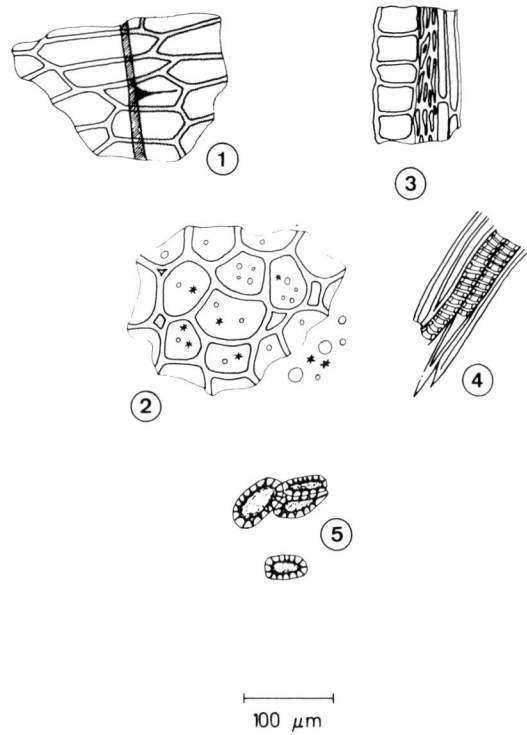

100 μm

Abb. 2.33 Kümmelpulver (Erläuterungen siehe Text)

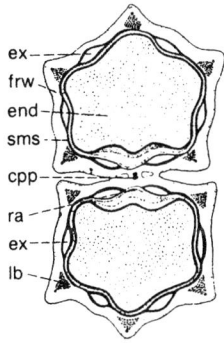

Abb. 2.32 Querschnitt der Kümmelfrucht; Erläuterungen siehe Text (aus Karsten, Weber, Stahl; nach Karsten und Gassner)

Das gelbbraune Kümmelpulver (Abb. 2.33) zeigt die Fragmente der Teilfrüchte: (1) Gelbbraune Exkretgangbruchstücke mit Querzellen; (2) Endospermgewebe mit kleinen Calciumoxalatdrusen, fettem Öl und Aleuronkörnern; (3) Innere Fruchtwandepidermis mit Querzellen im Querschnitt; (4) Leitbündel mit Fasern aus den Rippen und vereinzelte (5) Steinzellen aus der Fugenseite.

BITTERER FENCHEL – Foeniculi amari fructus Ph.Eur. – Fructus Foeniculi

Stammpflanze. Der Fenchel stammt von der im Mittelmeerraum und westlichen Asien heimischen *Foeniculum vulgare* MILLER var. *vulgare* (Apiaceae), die als alte Kulturpflanze in fast allen Ländern als Gemüse-, Gewürz-, Arznei- oder Zierpflanze angebaut wird.

Inhaltsstoffe. Je nach Herkunftsland schwankt der Gehalt an ätherischem Öl zwischen 2 und 6 %, sowie dessen Zusammensetzung. Hauptinhaltsstoff ist mit 50 bis 60 % bei allen Handelssorten das Phenylpropan-Derivat trans- Anethol (Formel siehe S. 88). In der Terpenfraktion wird beim deutschen Fenchel (+)-

Fenchon gefunden, das dem ätherischen Öl (**Fenchelöl DAB**) den bitteren und campherartigen Geschmack verleiht. Der französische süße Fenchel (**Foeniculi dulcis fructus Ph.Eur.** von *Foeniculum vulgare* var. *dulce* (MILL.) THELLING) besitzt nur wenig Fenchon.

Fenchon

Neben dem ätherischen Öl werden in der Droge 12 bis 28 % fettes Öl, 20 % Proteine und 4 bis 5 % Zucker gefunden.

Verwendung. Fenchel findet in der Kinderheilkunde als Expektorans Verwendung. Daneben dienen die Früchte und das Öl als Spasmolytika, Carminativa und Geschmackskorrigenzien. Die äußerliche Anwendung als Aufguss oder Tinktur ist obsolet, früher wurden sie als Gurgelmittel oder als Augenwässer angewandt.

Makroskopische und mikroskopische Untersuchungen. Die 5 bis 10 mm langen

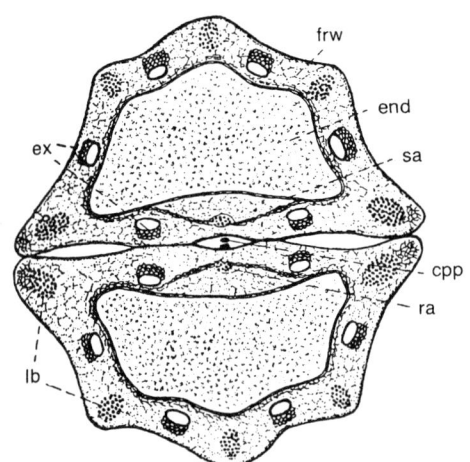

Abb. 2.34 Querschnitt der Fenchelfrucht; Erläuterungen siehe Text (aus Karsten, Weber, Stahl; nach Weber)

und 2 bis 3,5 mm breiten Früchte sind meist in die Teilfrüchte zerfallen und besitzen pro Teilfrucht fünf Rippen, von denen die beiden an der Fugenfläche besonders stark entwickelt sind. Dies wird im Querschnitt (Abb. 2.34) unter dem Mikroskop deutlich. Ähnlich wie den anderen bereits besprochenen Apiaceen-Früchten sind die Leitbündel (lb) unter den Rippen und die Exkretgänge (ex) der Fruchtwand (frw) in den Tälern zu finden. Durch den abgeflachten Aufbau der Teilfrucht ist die Form des Endosperms (end), das von der Samenschale (sa) zur Fruchtwand abgeschlossen wird, einem Trapez ähnlich. Zentral sind der Carpophor (cpp) und die Raphe (ra) angeordnet.

Im Pulver (Abb. 2.35) lassen sich die charakteristischen Fragmente für Fenchel identifizieren: (1) gelbbraune Exkretgänge mit Parkettzellen der inneren Fruchtwandepidermis; (2) netzförmig verdickte Mesocarpzellen, die sogenannten Fensterzellen; (3) Sklerenchymfasern in Leitbündelnähe; (4) Endosperm mit kleinen Calciumoxalatdrusen, Öltropfen und Aleuronkörnern; (5) Eckenkollenchym in Leitbündelnähe.

THYMIAN – Thymi herba Ph.Eur. – Herba Thymi

Stammpflanze. Die Droge setzt sich aus den abgestreiften und getrockneten Laubblättern und Blüten von *Thymus vulgaris* L. und *Thymus zygis* L. (Lamiaceae) zusammen. Die Halbsträucher sind im Mittelmeerraum beheimatet, werden aber auch nördlich der Alpen angebaut.

Gewinnung. Da der Gehalt an ätherischem Öl Tagesschwankungen unterliegt, soll die Droge in der Blütezeit gegen 14 Uhr geerntet werden. Vormittags und nachmittags ist der Ölgehalt wesentlich geringer.

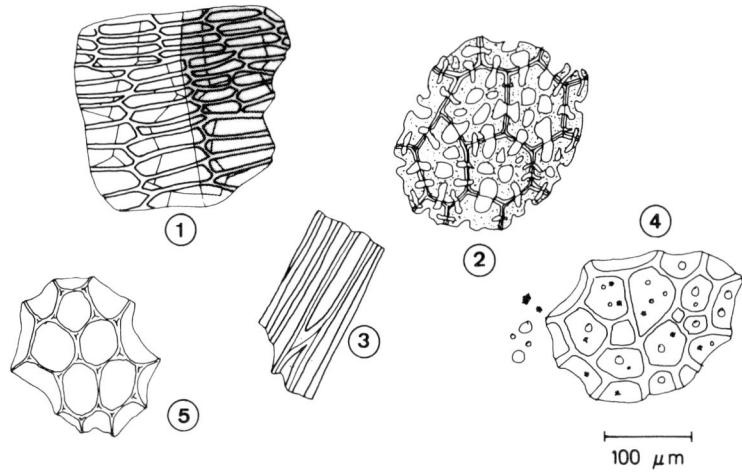

100 µm

Abb. 2.35   Fenchelpulver (Erläuterungen siehe Text)

Inhaltsstoffe. Neben Gerbstoffen, Bitterstoffen, Triterpensäuren und Flavonen wird ätherisches Öl (**Thymi aetheroleum Ph.Eur.**) in Mengen von 0,5 bis 5,0 % isoliert. Hauptbestandteile des Öls sind mit 20 bis 30 % Thymol (Formel siehe S. 77) sowie Cymol (Formel siehe S. 71) und Linalool (Formel siehe S. 72) mit jeweils 15 %. Je nach Herkunft kann Thymol durch das isomere Carvacrol mehr oder weniger ersetzt sein.

Carvacrol

Verwendung. Aufgrund der Sekretionssteigerung in den Bronchien und des damit verbundenen schnelleren Abtransports des Schleimes nach außen werden Thymian und dessen Zubereitungen als Expektorans eingesetzt. Daneben zeigt Thymian spasmolytische und antibakterielle Eigenschaften. Die letzte Wirkung wird beim Gurgeln ausgenutzt,

Makroskopische und mikroskopische Untersuchungen. Thymian wird hauptsächlich als Schnittdroge verarbeitet. Sie fällt durch kleine ungestielte Blättchen, die fast nadelartig und durch Drüsenschuppen gepunktet erscheinen, sowie durch die Blüten, von denen meist nur der zweilippige Kelch erhalten ist, und durch die vierkantigen Stängelstückchen auf.

Das aus der Schnittdroge hergestellte Pulver zeigt (Abb. 2.36) (1) Blattbruchstücke mit oberer Epidermis und Eckzahnhaare und diacytische Spaltöffnungen, (2) einzelne zweizellige Kniehaare der Blattunterseite (für *T. vulgaris* typisch, fehlen bei *T. zygis*), (3) Drüsenschuppen mit 12 sezernierenden Zellen, (4) wenige Pollen (circa 35 µm), (5) mehrzellige lange Gliederhaare mit Oxalatnadeln, (6) Fragmente der Kronröhre mit welligbuchtigen papillöser Epidermis.

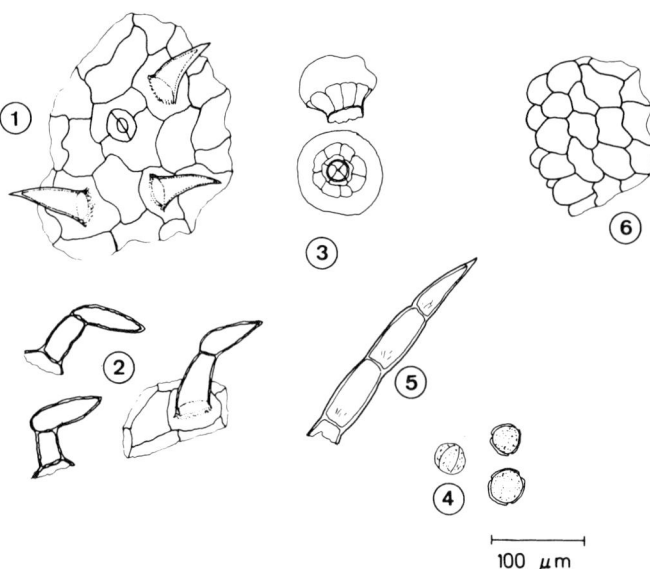

100 µm

Abb. 2.36 Pulver des Thymians (Erläuterungen siehe Text)

WACHOLDERBEEREN DAB –
Juniperi fructus – Fructus Juniperi

Stammpflanze. Die Droge besteht aus den ganzen, reifen und getrockneten Beerenzapfen des Wacholders, *Juniperus communis* L. (Cupressaceae), eines immergrünen diözischen Strauches, der in Nadelwäldern und auf Heideflächen der nördlichen Hemisphäre anzutreffen ist.

Inhaltsstoffe. Neben 30 % Invertzucker, einem bitterschmeckenden Gerbstoffglykosid, Harzsäuren, freien Säuren, Proteinen und Flavonoiden weisen die Wacholderbeeren zwischen 0,2 und 2,0 % ätherisches Öl (**Wacholderöl DAB**) auf. Die Zusammensetzung ist je nach Herkunft unterschiedlich. Die Terpenfraktion beträgt 40 bis 70 %. Sie setzt sich aus einer Vielzahl von Mono- und Sesquiterpenen zusammen, von denen α- und β-Pinen (bis 80 %) (Formeln siehe S. 71) mengenmäßig dominieren. Dem außerdem enthaltenen α-Terpineol wird die diuretische Wirkung zugesprochen.

α-Terpineol

Verwendung. Die Wacholderbeeren werden in der Volksmedizin als Diureticum verwendet, wobei eine Mehrausscheidung von Wasser diese Indikation objektiv bestätigt. Kontraindiziert sind die Wacholderbeeren aber bei entzündlichen Nierenerkrankungen, da die lokale Reizwirkung des ätherischen Öls den Zustand der Nieren verschlechtern würde. Sowohl die Kommission E als auch der Ausschuss für Standardzulassungen haben als Indikation für Wacholderbeeren nur Verdauungsbeschwerden wie Aufstoßen, Sodbrennen und Völlegefühl zugelassen.

Äußerlich ist Wacholderöl ein gutes Hautreizmittel.

Neben der pharmazeutischen Verwendung werden die Wacholderbeeren auch zur Herstellung von Wacholderschnäpsen (wie Gin und Steinhäger) herangezogen,

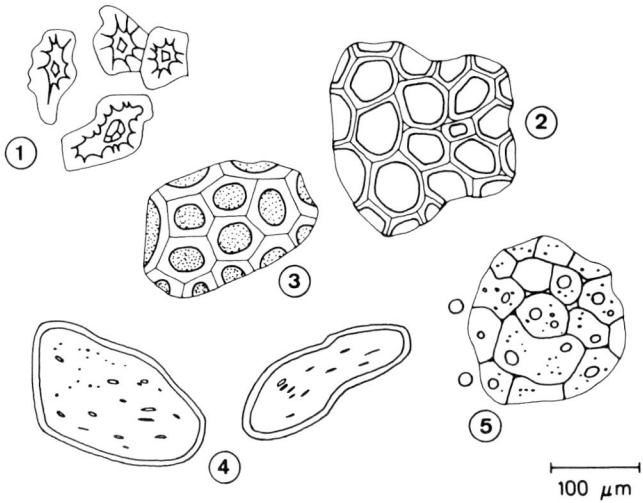

100 μm

Abb. 2.37 Pulver der Wacholderbeeren (Erläuterungen siehe Text)

wobei nach Vergärung der Beeren destilliert wird.

Makroskopische und mikroskopische Untersuchungen. Die meist als Ganzdroge gehandelten Wacholderbeeren lassen sich gut durch ihre äußere Gestalt identifizieren. Die drei fleischigen Fruchtdeckschuppen sind zu einem ungefähr 1 cm kugeligem Beerenzapfen zusammengewachsen, der schwarzbraun bis violett ist. Am Scheitel erinnert ein dreistrahliger, geschlossener Spalt mit dazwischenliegenden, undeutlichen Höckern an die drei Fruchtdeckschuppen. An der Basis sind manchmal noch Stielreste zu erkennen und wirbelig angebrachte nadelförmige Blätter zu finden. Die mikroskopische Analyse lässt sich schnell am Pulver durchführen, das aus den Beeren durch Zerquetschen und anschließendes Pulvern hergestellt werden kann (Abb. 2.37), laut DAB aber höchstens 24 Stunden gelagert werden darf.

Es charakterisiert sich durch (1) große, hellgraue bis grünlichgraue, dickwandige, stark getüpfelte Steinzellen mit Calciumoxalatkristallen aus der Samenschale, (2) dickwandige und getüpfelte Epidermiszellen mit meist braunem Inhalt, (3) kollenchymatisch verdickten Hypodermiszellen mit braunem und gekörntem Inhalt, (4) verholzte Idioblasten aus dem Fruchtfleisch, (5) Endosperm- und Embryogewebe mit fettem Öl und Aleuronkörnern. Die Droge enthält keine Stärke.

Ebenfalls als Diureticum verwendet werden die **Hauhechelwurzel DAC** von *Ononis spinosa* L. (Fabaceae), einem in Europa verbreiteten Strauch, und Orthosiphonblätter (**Orthosiphonis folium Ph.Eur.**), die von *Orthosiphon aristatus* (BLUME) MIQUEL (syn. *O. stamineus* BENTH.) (Lamiaceae), einem Halbstrauch aus Südostasien bis Australien, stammen. Orthosiphonblätter werden auch als Javatee, Indischer Nierentee und Koemis Koetjing bezeichnet. Bei beiden Drogen wird dem ätherischen Öl die diuretische Wirkung zugeschrieben.

LIEBSTÖCKELWURZEL – Levistici radix Ph.Eur. – Radix Levistici

Stammpflanze. Liebstöckelwurzel ist das unterirdische Organ von *Levisticum officinale* KOCH (Apiaceae), einer nach Sellerie riechenden krautigen Pflanze Südwestasiens, die inzwischen als Gewürzpflanze in Europa und Nordamerika kultiviert wird.

Inhaltsstoffe. Die Wurzeldroge weist im getrockneten Zustand 0,6 bis 1,0 % ätherisches Öl auf, das bis zu 70 % Phthalide (= Phthalsäurelacton-Derivate) wie Butylphthalid und Butylidenphthalid enthält.

CH−CH$_2$−CH$_2$−CH$_3$

Butylidenphthalid

CH$_2$−CH$_2$−CH$_2$−CH$_3$

Butylphthalid

Daneben ist α-Terpineol (Formel siehe S. 94) im ätherischen Öl enthalten.

Die Droge enthält neben dem ätherischen Öl eine Reihe organischer Säuren, Harz, Stärke und Kohlenhydrate.

Verwendung. Neben der Anwendung als Gewürz findet die Liebstöckelwurzel in Teemischungen als diuretisch wirksame Komponente Verwendung. Die Wirkung ist klinisch nachweisbar, Die Anwendung bei Nierenerkrankungen aber kontraindiziert.

Makroskopische und mikroskopische Untersuchungen. Die meist als Schnittdroge gehandelte Droge besteht aus würfelförmigen Stückchen mit weißer, bräunlicher oder gelblicher Farbe zum Teil mit Kork. Das daraus gewonnene Pulver (Abb. 2.38) charakterisiert sich im Wasserpräparat durch (1) teils zusammengesetzter Stärke (2,5 bis 16 μm). Ansonsten werden (2) kleinzelliger, meist zweischichtiger Kork mit (3) darunter liegendem kollenchymatisch verdicktem Phelloderm, (4) Ersatzfasern mit zart hervortretender Fibrillentextur und (5) Gefäßanteile gefunden.

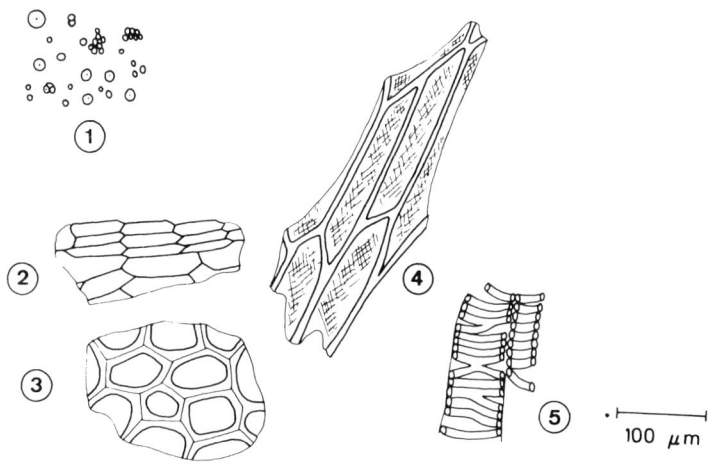

100 μm

Abb. 2.38 Pulver der Liebstöckelwurzel (Erläuterungen siehe Text)

BALDRIANWURZEL – Valerianae radix Ph.Eur. – Radix Valerianae

Stammpflanze. Die Droge besteht aus allen unterirdischen Organen von *Valeriana officinalis* L. (Valerianaceae), einer ausdauernden krautigen Pflanze, die in ganz Europa wildwachsend anzutreffen ist. *Valeriana officinalis* ist aufgrund seiner weiten und regional unterschiedlichen Verbreitung keine einheitliche Art, sondern eine Sammelart mit sehr vielen Unterarten, was sich auch in der wechselnden Zusammensetzung der Inhaltsstoffe widerspiegelt.

Inhaltsstoffe. Neben Stärke, Gerbstoff und Zucker enthält die Droge je nach Herkunft zwischen 0,3 und 0,7 % ätherisches Öl. Das Öl befindet sich hauptsächlich in der einschichtigen Hypodermis und besteht zu 20 % aus Terpenen, in erster Linie Borneol-Ester mit Ameisen-, Essig-, Butter- und Isovaleriansäure.

Isovaleriansäure

In der frischen, aber auch in der schonend getrockneten Droge kommen 0,2 bis 2,0 % Valepotriate vor, die sich als Iridoide von Monoterpen ableiten lassen. Mit ihren drei Alkohol-Funktionen bilden sie mit Pflanzensäuren Ester. Entsprechend der Variationsmöglichkeiten der Acylsubstitutionen sind bis heute 12 Strukturvarianten der Valepotriate bekannt. In der offizinellen Droge werden meist Artefakte der genuinen Substanzen, zum Beispiel

Valepotriate

Baldrinal, gefunden. Sie zeigen mit Salzsäure eine Blaufärbung, deshalb werden sie auch Halazuchrome bezeichnet.

Der Valerensäure, einem weiteren Terpenoid, das sich biogenetisch aus einem Sesquiterpen ableiten lässt, werden spasmolytische Wirkungen nachgesagt.

Valerensäure

Außerdem wurden aus der Droge Pyridinalalkaloide isoliert, die sich in vitro als Acetylcholinesterasehemmstoffe erwiesen und unter Umständen die erregende Wirkung des Baldrian auf Katzen verantworten.

Verwendung. Obwohl der Wirkungsmechanismus noch nicht aufgeklärt ist, wird die Droge in Form von Tees, Tinkturen oder Fluidextrakten als Sedativum bei Erregungszuständen und als Spasmolyticum eingesetzt. In vielen klinischen Studien konnten diese Wirkungen belegt werden.

Makroskopische und mikroskopische Untersuchungen. Die geschnittene Droge besteht aus unregelmäßig dicken Wurzelstockstücken und aus den besonders auffälligen 1 bis 3 mm dicken, graubräunlichen, mit Längsrunzeln versehenen Wurzelbruchstücken, deren Querschnitte bei der mikroskopischen Untersuchen zur Identifikation herangezogen werden.

Die Wurzeln (Abb. 2.39, 2.40 und 2.41) werden durch eine Epidermis (= Rhizodermis)(rh) abgeschlossen, die aus gewölbten, nach außen stark verdickten Zellen besteht. Die darunter liegende Hypodermis (hy) baut sich aus dünnwandigen, aber verkorkten Zellen auf, in den sich das ätherische Öl befindet. Das an-

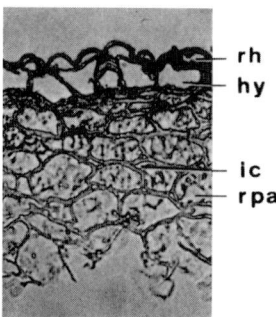

Abb. 2.39 Querschnitt der Baldrianwurzel (Erläuterungen siehe Text)

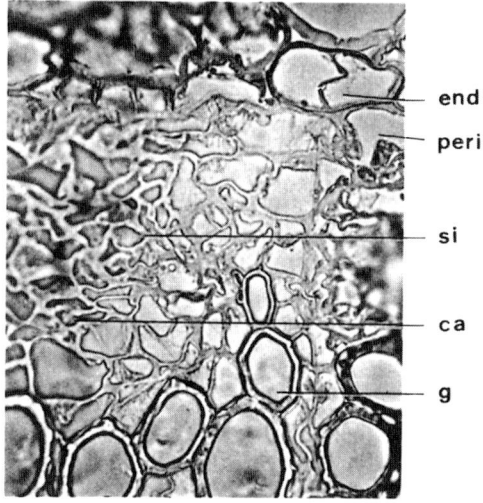

Abb. 2.41 Jüngere Baldrianwurzel (Ausschnitt aus Abb. 51) (Erläuterungen siehe Text)

schließende Rindenparenchym (rpa) ist dickwandig und weist Interzellularräume (ic) auf. Die Rinde wird nach innen mit einer Endodermis (end) abgeschlossen, deren Zellen seitenwandverstärkt sind. Dann folgt ein mehrschichtiges Perizykelgewebe (peri), das den Zentralzylinder umschließt. In ihm lassen sich Siebteile (si), Cambium (ca), Holzteil (g), unterscheiden. Nach innen schließt sich das Markgewebe an.

Im Pulver (Abb. 2.42) wird hauptsächlich stärkeführendes Parenchym beobachtet. Im Wasserpräparat sehr zahlreiche Stärkekörner (circa 10 µm)(1). Im Chloralhydratpräparat Parenchymfragmente

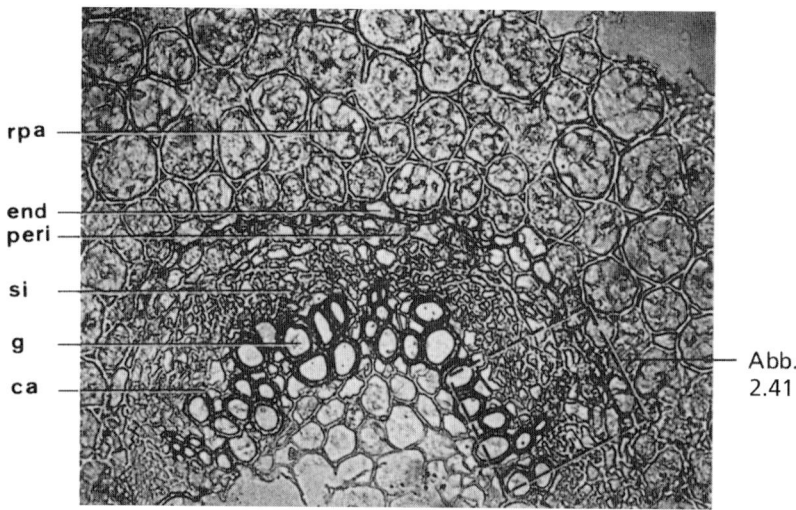

Abb. 2.40 Jüngere Baldrianwurzel im Querschnitt (Erläuterungen siehe Text)

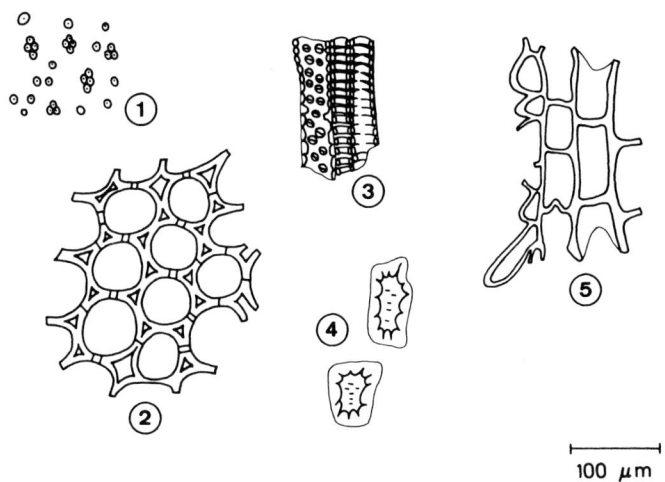

100 µm

Abb. 2.42   Pulver der Badrianwurzel (Erläuterungen siehe Text)

mit rundlich polygonalen Zellen, oft mit bräunlichem Inhalt (2), Gefäßfragmente (3), vereinzelte Steinzellen aus dem Mark des Rhizoms (4) und Bruchstücke der Epidermis mit Wurzelhaaren und der darunter liegenden Hypodermis (5).

2.5 Harze und Balsame

Im Gegensatz zu den ätherischen Ölen sind Harze nichtflüchtige, lipophile, feste aber amorphe Substanzgemische ohne festen Schmelzpunkt und meistens geruch- und geschmacklos. Sind Harze in ätherischen Ölen gelöst, spricht man von Balsamen. Chemisch setzen sich die Harze auch aus Terpenen und Phenylpropanen zusammen, wobei es sich bei den Terpenen in der Regel um Di- und Triterpen-Derivate handelt.

Harze befinden sich meistens in schizogenen Behältern, die sich lysigen erweitern können. Die Harzproduktion setzt bei den meisten Pflanzen als Schutzreaktion erst bei Verletzungen ein.

Pharmazeutisch haben die Harze keine große Bedeutung mehr.

MYRRHE DAB – Myrrha

Myrrhe ist der nach Verletzungen aus schizolysigenen Sekretgängen der Rinde austretende und an der Luft getrocknete Milchsaft verschiedener *Commiphora*-Arten (Burseraceae), insbesondere *C. molmol* ENGLER, die in Somalia und Jemen vorkommt. Myrrhe zählt zu den Gummibalsamen, die aus rund 60 % Harz, 2 bis 10 % ätherischem Öl und rund 40 % Schleim bestehen. Die Wirkung ist adstringierend, deshalb wird die Myrrhen-Tinktur nach wie vor zu Pinselungen und Spülungen bei Entzündungen der Mundschleimhaut eingesetzt.

PERUBALSAM – Balsamum peruvianum Ph.Eur.

Der Perubalsam ist ein weiterer Vertreter dieser Gruppe. Er ist ebenfalls ein pathologisches Ausscheidungsprodukt von *My-*

roxylon balsamum (L.) HARMS var. *pereirae* (ROYLE) HARMS (Fabaceae), einem Baum aus Zentralamerika. Dieser Balsam besteht aus 30 bis 40 % Benzoesäurebenzylester sowie circa 20 % Zimtsäurebenzylester, α- und β-Nerolidol (zwei Sesquiterpene), 0,3 % Vanillin und freier Zimtsäure sowie Benzoesäure. Perubalsam besitzt granulationsfördernde und antiseptische Eigenschaften, was zur Behandlung von Wunden und schlecht heilenden Hautgeschwüren ausgenutzt wird. Die Anwendung gegen Krätze ist inzwischen obsolet.

3. Polyketide

In diese Gruppe werden sekundäre Stoffwechselprodukte zusammengefasst, die aus Acyl-Coenzym-A-Bausteine gebildet werden, wobei im Gegensatz zur Fettsäuresynthese keine Reduktion stattfindet. Als Acylrest tritt meist das Acetat auf. Damit nimmt die Essigsäure auch in diesem Stoffwechselgeschehen eine Schlüsselstellung ein und ist Bindeglied zu anderen Stoffwechseln. Neben der Essigsäure werden aber auch Propionsäure und Zimtsäure als Bausteine dieser Naturstoffe beobachtet. Die nach der Verknüpfung entstehenden Polyoxosäuren sind instabil und kommen in freier Form nicht vor. Sie stabilisieren sich durch intramolekulare Kondensationen, die verschiedene Ringsysteme liefern, bei denen die Carbonylgruppen meistens in der resonanzstabilisierten Enolform vorliegen. Das dadurch entstandene Hydroxy-Substitutionsmuster an den Ringen zeichnet sich durch Metaständigkeit aus. Die Zahl der aus dieser Biosynthese sich ableitenden Naturstoffe ist groß. So sind zum Beispiel das Antibiotika **Griseofulvin** aus sieben und die **Tetracycline** aus neun Acetateinheiten aufgebaut.

Griseofulvin

z.B. 7-Chlortetracyclin

Das Makrolid **Erythromycin** ist ebenfalls ein Antibiotikum dieser Stoffklasse, das aus sieben Propionsäureresten entstanden ist. Auch die sogenannten **Flechtensäuren** sind Vertreter dieser Naturstoffgruppe mit ebenfalls antibiotischen Eigenschaften.

Das Gleiche gilt für die große Gruppe der **Phloroglucin-Derivate**, an deren Biosynthese neben Acetatreste auch Propionat- oder Isobuttersäurereste beteiligt sein können. Phloroglucin-Derivate zeigen zum Teil anthelmintische Effekte.

Sie sind zum Beispiel auch Hauptinhaltsstoffe der Hopfenzapfen, **Lupuli strobulus Ph. Eur.**, deren Stammpflanze *Humulus lupulus* L. (Cannabaceae) ist. Die aus den hellgelb-grünen, dünnhäutigen Nebenblättern des Zapfens bestehende Droge enthält 15 bis 30 % Harz, das zu 50 % Bitterstoffe, sogenannte α- und β-Bittersäuren, enthält, die als Phloroglucin-Derivate erkennbar sind.

Weitere Bestandteile des Harzes sind das Chalkon Xanthohumol und das dazu isomere Flavanon Isoxanthohumol.

Das Aroma des Hopfens wird durch den Gehalt von circa 1 % ätherischem Öl bestimmt, das unter anderem das Sesqui-

terpen Humulen (Formel siehe oben) als Inhaltsstoff hat.

Dem ebenfalls gefundenen 2-Methyl-3-buten-2-ol werden sedierende Eigenschaften nachgesagt. Deshalb wird Hopfen als Beruhigungs- und mildes

Schlafmittel eingesetzt. Daneben spielt Hopfen eines besondere Rolle bei der Aromatisierung und Haltbarmachung des Bieres. Letzteres wird der antibakteriellen Wirkung des Humolons und Lupulons zugeschrieben.

Von der Biogenese gehören auch die Flavonoide zu den Polyketiden. Sie haben als Grundkörper einen Chroman- oder Chromenring, der vorwiegend in 2-Position aryliert ist.

Die Biogenese geht von einer aktivierten Zimtsäure aus, die mit drei Molekülen Malonyl-CoA reagiert und durch Ringschluss über eine Chalkonzwischenstufe die Flavone liefert. Durch Oxidationen beziehungsweise Reduktionen kann die Vielfalt der Flavonoide abgeleitet werden.

Chroman

Chromen

Chalkon-Zwischenstufe

Flavanon-Derivat

Flavan

Flaven

Flavylium-Salz

Flavanol

Flavandiol

Flavanon

Flavanonol

Flavon

Flavonol

Die Vielfalt der Flavonoide wird dadurch erweitert, dass die Grundtypen ein variables Substitutionsmuster für Hydroxy- und/oder Methoxy-Gruppen an beiden aromatischen Ringen besitzen. In den Pflanzen kommen die Flavonoide meistens glykosidisch an Zucker gebunden vor, was die Vielzahl durch die Unterschiede in Art, Zahl und Stellung der Zucker noch erweitert.

Glykoside und die hydrophilen Aglyka sind in der Vakuolenflüssigkeit gelöst, lipophilere Flavonoide zum Teil in den ätherischen Ölen.

Flavonoide sind auch die Catechingerbstoffe und die Anthocyanidine (als Flavyliumsalze).

Catechin

Cyanidin (Anthocyanidin)

Über die Funktionen der Flavonoide, die fast in jeder Pflanze gefunden werden, ist noch sehr wenig bekannt. Wahrscheinlich sind sie an Redoxprozessen beteiligt.

Durch die vielen Strukturvariationen wird verständlich, dass die Wirkprofile der Flavonoide beziehungsweise der entsprechenden Drogen nicht identisch sein können. Es lassen sich keine allgemeingültigen Aussagen über die Pharmakologie der Flavonoide machen. Außerdem muss darauf hingewiesen werden, dass in vitro- Experimente und Beobachtungen aus Tierversuchen mit Flavonoiden nicht unbedingt mit den klinischen Erfahrungen mit diesen Substanzen oder den Drogen übereinstimmen.

Trotzdem lassen sich bei den Flavonoid- Drogen und deren Pflanzenextrakten Trends für eine therapeutische Verwendung erkennen. So sollen einige Substanzen bei Kapillarbrüchigkeit und -permeabilitätsstörungen einsetzbar sein (= Vitamin-P-Effekt). Da diese Erscheinungen Begleitsymptome verschiedenster Krankheiten wie Hypertonie, Arteriosklerose und Diabetes sind, werden Flavonoid- Präparate oft zur begleitenden Therapie empfohlen. Das Gleiche gilt für deren Einsatz als Geriatrika und Mittel zur Venentonisierung.

Daneben werden Flavonoide in Herzmitteln verarbeitet, da sich gezeigt hat, dass sie die normale Herztätigkeit steigern und durch einen noch nicht erklärten diuretischen Effekt das Herz entlasten können.

Anderen Flavonoid-Drogen werden spasmolytische beziehungsweise choleretische Wirkungen nachsagt. Schließlich führt der Gehalt an Anthocyanfarbstoffen einer Drogen dazu, dass sie als Schönungsdrogen ohne spezielle therapeutische Bedeutung Teemischungen beigemengt werden.

LINDENBLÜTEN – Tiliae flos Ph.Eur. – Flores Tiliae

Stammpflanze. Für die Droge kann sowohl die Sommerlinde, *Tilia platyphyllos* SCOPOLI, als auch die Winterlinde, *Tilia cordata* MILLER (Tiliaceae) oder beide zusammen herangezogen werden. Beide Lindenarten sind in Europa weit verbreitet. Sie unterscheiden sich in der Anzahl der Einzelblüten in den Infloreszenzen (Sommerlinde 3 bis 7, Winterlinde bis 15).

Inhaltsstoffe. Neben etwas (0,05 %) ätherischem Öl, das für den typischen Geruch verantwortlich ist, weisen die Lindenblüten Gerbstoffe und Schleim sowie Flavonoide (Quercetin, Kämpferol) als Inhaltsstoffe auf.

	R^1	R^2
Quercetin	OH	OH
Kämpferol	OH	H

Verwendung. Lindenblüten werden als schweißtreibendes Mittel, ohne den Wirkungsmechanismus zu kennen, und zur Linderung des Hustenreizes bei Katarrhen der Atemwege angewandt. In der Volksmedizin werden die Blüten auch als Spasmolyticum eingesetzt.

Makroskopische und mikroskopische Untersuchungen. Die geschnittene Droge zeichnet sich durch Fragmente der unbehaarten Hochblätter mit ausgeprägter Netznervatur aus. Die Blüten sind oft noch in Knospen oder haben geschrumpfte Kronblätter mit einem oft weißfilzig behaarten, oberständigen Fruchtknoten. Die Kelchblattfragmente werden an der behaarten Innenseite erkannt.

Im Pulver (Abb. 3.1) lassen sich folgende charakteristische Merkmale im mikroskopischen Bild beobachten: feinpunktierte Pollen (circa 45 μm) mit drei Austrittsstellen (1), charakteristische Büschelhaare (2), lange, einzellige Haare (3), Hochblattfragmente mit isodiametrischen Epidermiszellen (4), Kelchblattmesophyll mit vielen kleinen Calciumoxalatdrusen

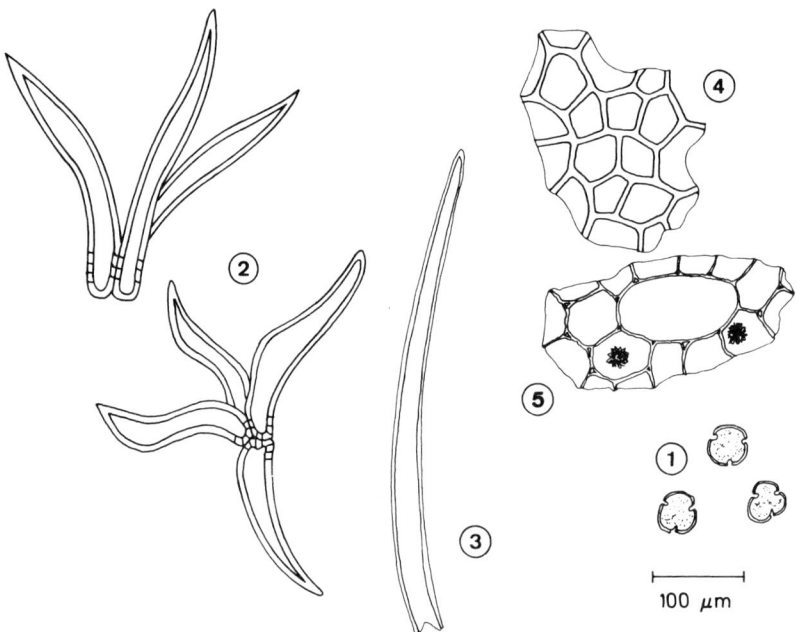

Abb. 3.1 Pulver der Lindenblüten (Erläuterungen siehe Text)

und zahlreichen Schleimzellen, die leicht durch Thioninanfärbung sichtbar gemacht werden können (5).

MARIENDISTELFRÜCHTE DAB – Cardui mariae fructus – Fructus Cardui Mariae

Stammpflanze. Die Droge besteht aus den reifen, vom Pappus befreiten Früchten der Mariendistel *Silybum marianum* GAERTNER (Asteraceae), einer der schönsten, hauptsächlich im Mittelmeerraum beheimateten Distelgewächse.

Inhaltsstoffe. Die der Droge nachgesagte Leberschutzwirkung wird einem Flavonoidgemisch, dem Silymarin, zugeordnet, aus dem besonders das Flavanolignanderivat Silybin durch einen membranstabilisierenden Effekt antihepatotoxisch wirken soll.

Silybin

Verwendung. Volkstümlich werden die Mariendistelfrüchte als Leber- und Gallenmittel eingesetzt. Als Leberschutzstoff sind sie nach wie vor umstritten, obwohl in verschiedenen Modellen eine prophylaktische und kurative Wirksamkeit auf die Leber nachgewiesen werden konnte. Silybin antagonisiert in vitro und in vivo die schädigende Wirkung von hepatotoxischen Stoffen wie Tetrachlorkohlenstoff, Thioacetamid, Galaktosamin oder Ethanol. In klinischen Studien konnte auch eine protektive Wirkung gegen eine Vergiftung der Leber mit den Toxinen des Knollenblätterpilzes, α-Amanitin und Phalloidin, nachgewiesen werden. Die Standardzulassung beschreibt als Anwendungsgebiet „zur Unterstützung bei der

Behandlung von funktionellen Gallenblasenbeschwerden".

Eine Droge, die ebenfalls aufgrund ihres Flavonoidgehaltes choleretisch und diuretisch wirken soll, sind die gelben Katzenpfötchenblüten (Flores Stoechados) von *Helichrysum arenarium* (L.) MOENCH (Asteraceae). Die Stammpflanze ist in Mitteleuropa auf Sandböden heimisch. Die gelben Katzenpfötchenblüten werden häufig nur als Schönungsdroge beigemengt.

WEISSDORNBLÄTTER MIT BLÜTEN – Crataegi folium cum flore Ph.Eur. – Folia Crataegi cum floribus

Stammpflanze. Die Droge besteht aus den getrockneten, bis etwa 7 cm langen blühenden Zweigspitzen von *Crataegus monogyna* JACQUIN em. LINDMAN oder *C. laevigata* (POITET) DE CANDOLLE (syn. *C. oxyacantha* L.). Außerdem sind zugelassen *C. pentagyna* WADLSTEIN et KITAIBEL ex WILLDENOW, *C. nigra* WALDSTEIN et KITAIBEL und *C. azarolus* L.

Inhaltsstoffe. Die wichtigsten Inhaltsstoffe sind Flavonoide, wie Hyperosid, Quercetin, Vitexin, und oligomere Procyanidine. Daneben wurden unter anderem Triterpensäuren und Purin-Derivate gefunden.

Verwendung. Die Droge und die Zubereitungen aus ihr werden als Herztonikum verwendet, wobei durch gefäßerweiternde Wirkung das Herz Entlastung erfährt, die sich günstig bei Frühformen der Herz- und Kreislaufinsuffizienz auswirkt. In der Standardzulassung sind darüber hinaus als weitere Indikationen leichte Formen von Herzrhythmusstörungen sowie Druck und Beklemmungsgefühl in der Herzgegend angegeben. Man schreibt diese Wirkung, die keine Ähnlichkeit zu den herzwirksamen Glykosiden aufweist, den Flavonoi-

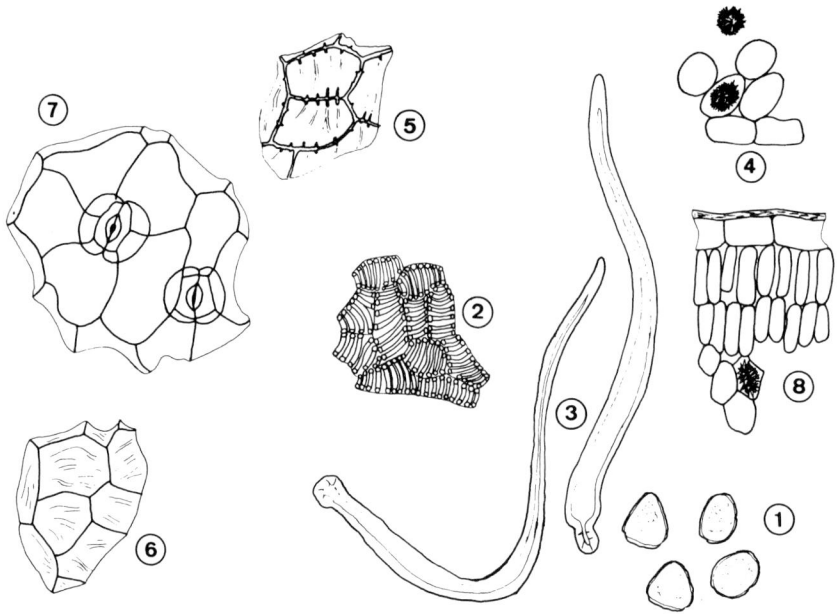

Abb. 3.2 Pulver der Weißdornblätter mit Blüten (Erläuterungen siehe Text)

den und Procyanidinen zu, obwohl der Wirkungsmechanismus noch nicht endgültig geklärt ist.

Makroskopische und mikroskopische Untersuchungen. Die Schnittdroge ist gekennzeichnet durch Blattfragmente, deren Oberseite dunkelgrün bis bräunlichgrün und deren Unterseite heller graugrün ist und sich durch auffallende Netznervatur mit etwas kräftiger entwickelten Hauptnerven auszeichnet. Blattrandstücke können mehr oder weniger gelappt sein. Daneben werden meist ganze weiße bis bräunliche Blüten gefunden. Sie besitzen einen grünlich-braunen Achsenbecher, der mit dem Fruchtknoten verwachsen ist, fünf Kelchblätter, fünf rundliche Kronblätter, zahlreiche (circa 20) Staubblätter und je nach Stammpflanze ein bis fünf Griffel.

Zur mikroskopischen Untersuchung kann die Droge gepulvert werden. Das Pulver zeigt die charakterisierenden Blatt- und Blütenbestandteile (Abb. 3.2): rundliche bis dreieckige Pollenkörner mit drei Keimspalten und gelber Exine (circa 45 μm) (1), Endotheciumfragmente mit bügelförmigen Wandverdickungen (2), einzellige, derbwandige Deckhaare mit getüpfelter Basis (3), Mesophyllgewebe der Kelchblätter mit Calciumoxalatdrusen (4), Corollenfragmente mit Epidermiszellen, die Wandsepten haben, oft papillös sind und eine wellig gestreifte Kutikula aufweisen (5), Epidermis der Blattoberseite (6), Epidermis der Blattunterseite mit zahlreichen großen, anomocytischen Spaltöffnungen (7) und Blattfragmente im Querschnitt mit engem Palisadenparenchym aus zwei Zelllagen (8).

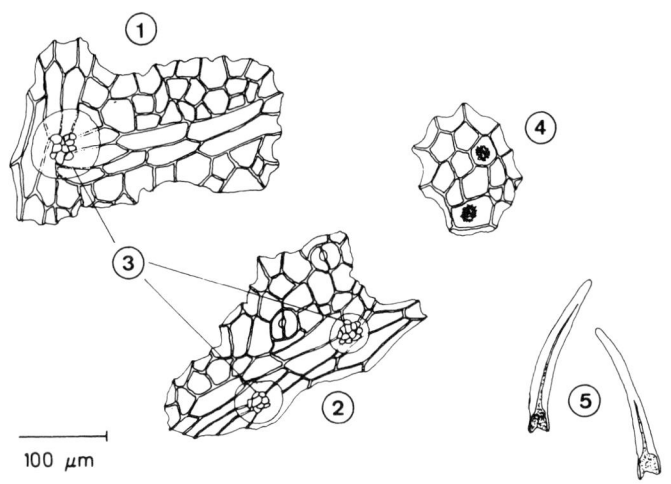

Abb. 3.3 Pulver der Birkenblätter (Erläuterungen siehe Text)

BIRKENBLÄTTER – Betulae folium
Ph.Eur. – Folia Betulae

Stammpflanze. Die Droge wird aus den in Mittel-, Ost- und Nordeuropa verbreiteten Birkenarten *Betula pendula* ROTH. (syn. *B. verrucos*a EHRHART) und *B. pubescens* EHRHART (Betulaceae*)* gewonnen.

Inhaltsstoffe. Die Droge enthält etwas ätherisches Öl, Gerbstoffe der Pyrocatechin- Gruppe und bis zu 3 % Flavonoide (Mindestgehalt 1,5 % Hyperosid).

Verwendung. Als Diureticum sowie volkstümlich bei Rheuma und Gicht.

Makroskopische und mikroskopische Untersuchungen. Die Blattfragmente der Schnittdroge zeigen deutlich das charakterisierende, hervortretende Adernetz. Die Blattoberseite ist im Gegensatz zur hellgrünen Unterseite dunkelgrün. Der Blattrand ist scharf doppelt gesägt.

Im Pulver (Abb. 3.3) erkennt man im mikroskopischen Bild Blattfragmente. Die Epidermis zeigt geradwandige Zellen, oben ohne (1), unten mit anomocytischen Spaltöffnungen (2). Schildförmige Drüsenschuppen (3) befinden sich meist in der Nähe der Blattnerven sowohl auf der Ober- als auch auf der Unterseite. Außerdem fallen Calciumoxalatdrusen führende Mesophyllfragmente (4) auf, die meist aus der Nähe der Leitbündel stammen. Gelegentlich bei Anwesenheit von *Betula pubescens* werden einzellige, sehr dickwandige, meist circa 150 µm lange Deckhaare (5) beobachtet. Thioninanfärbung weist auf Schleim in der Epidermis hin.

HOLUNDERBLÜTEN – Sambuci flos
Ph.Eur. – Flores Sambuci

Stammpflanze. Die Droge besteht aus den getrockneten Blüten von *Sambucus nigra* L. (Caprifoliaceae), einem baumartigen Strauch, der in Europa und Asien weit verbreitet ist. Durch Rebeln (vorsichtiges Reiben) werden die Stiele von den Blüten abgetrennt. Die gerebelten Blüten werden meistens als Handelsware angeboten.

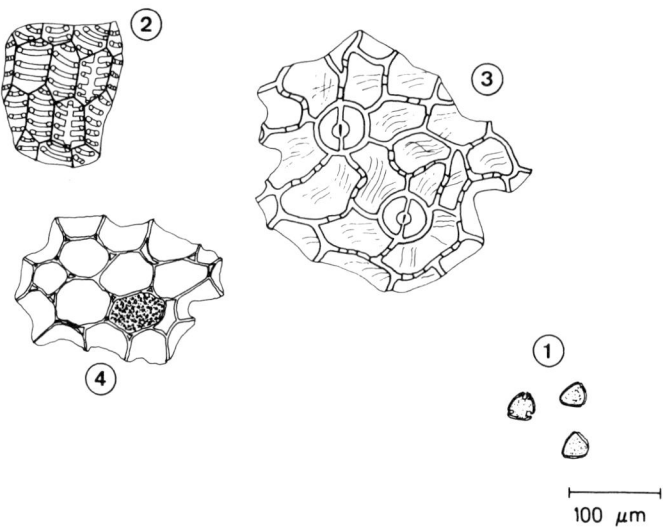

Abb. 3.4 Pulver der Holunderblüten (Erläuterungen im Text)

Inhaltsstoffe. Die frischen Blüten riechen angenehm, was auf Amine (Ethylamin, Isobutyl- und Isoamylamin) zurückgeführt wird. Getrocknete Droge hat neben Schleim geringe Mengen ätherisches Öl, Gerbstoffe, das cyanogene Glykosid Sambunigrin, Cholin und das Flavonglykosid Rutosid (= Rutin) als Inhaltsstoffe.

Verwendung. Die auch als Fliedertee bezeichnete Droge wird als schweißtreibendes Mittel bei Grippe und Katarrhen angewandt, wobei große Mengen des Infuses möglichst heiß getrunken werden sollen. Der Wirkungsmechanismus ist umstritten. Von einigen Autoren wird der schweißtreibende Effekt mit dem Überangebot warmer Flüssigkeit erklärt.

Makroskopische und mikroskopische Untersuchungen. Die schleimig und süßlich, danach etwas kratzend schmeckende Holunderblüten sind klein, gelb und weisen einen Fruchtknoten mit drei Narben, fünf Staubblättern, eine fünflappige ver-

wachsene Blumenkrone und einen kleinen grünen fünfblättrigen Kelch auf.

Das aus der Ganzdroge hergestellte Pulver zeigt unter dem Mikroskop (Abb. 3.4) die charakterisierenden Blütenbestandteile: circa 20 μm große, abgerundete dreikantige und mit drei Keimspalten versehende Pollen (1), Fragmente des Endotheciums mit bügelförmiger Wandverdickung (2), Epidermisfragmente der Außenseite, mehr oder weniger wellig-buchtig, mit feiner Kutikularstreifung und großen anomocytischen Spaltöffnungen (3) und Kristallsand in Mesophyllzellen verschiedener Blütenbestandteile.

Anthracen-Derivate

Der Tricyclus Anthracen liegt nativ meistens in der Oxidationsstufe des Anthrachinons oder seines tautomeren Anthranols oder in der Dianthronform vor. Seltener werden Anthrahydrochinone und Oxanthrone gefunden.

Anthrachinon

Reduktion ↓↑ Oxidation

Anthrahydrochinon   Oxanthron

Reduktion ↓↑ Oxidation

Anthron   Anthranol

Oxidation ↓↑ Reduktion

Dianthron

Eine Anhäufung der Anthracen-Derivate wird außer bei einer Reihe von Mikroorganismen auch bei den Angiospermae gefunden. Als direktes Familienkennzeichen können die Anthracene den Polygonaceae, Rhamnaceae und Rubiaceae zugeordnet werden. Außerdem beobachtet man sie noch bei einigen Arten der Caesalpiniaceae und der Liliaceae.

Die Biogenese der Anthracen-Derivate bei den Pilzen zeigt, dass sie Polyacetate sind und zu den Polyketiden gezählt werden können. Acht Acetateinheiten kondensieren zu einer Polyoxosäure, die zu einem Anthron-Derivat cyclisiert und durch Oxidation in Anthrachinone übergehen kann.

Polyketosäure

$-$ CoASH →

$-$ CO_2 →

Anthron-Derivat

Neben dieser Biosynthese über Polyoxosäuren wurde auch ein anderer Reaktionsablauf gefunden, der über die Shikimisäure durch Ankondensation eines C_3-Körpers zum 1,4-Naphthochinon als Zwischenstufe führt und schließlich durch Bindung eines aktiven Isoprens direkt Anthrachinon-Derivate liefert.

Die Biosynthese über Polyoxosäuren zeigt, das die Endprodukte meist 1,8-dihydroxylierte Anthrachinone sind, die für die abführende Wirkung verantwortlich sind. Sie kommen in den Drogen mehr oder weniger in der reduzierten Form vor, wobei das Mengenverhältnis der verschiedenen Oxidationsstufen starken Schwankungen unterliegt, da es vom Alter der Droge und ihrer Lagerung abhängt. Die

Shikimisäure   1,4-Naphthochinon   Anthrachinon-Derivat

Hydroxy-Gruppen sind meist mit Zuckern (Glucose, Rhamnose) verethert, so dass man von Anthrachinonglykosiden sprechen sollte.

Verwendung. Amthrachinonglykosidhaltige Drogen und deren Extrakte gehöre zu den am meisten verwendeten Abführmitteln. Der Wirkungsmechanismus wird auf die Reizwirkung der Anthrone und Anthranole zurückgeführt. Wirkort ist der Dickdarm. Anthrachinonglykoside gelangen nach peroraler Applikation und der Magen- und Dünndarmpassage direkt an den Wirkort. Glykoside mit mehreren Zuckern, die als hydrophilere Stoffe geringere Resorptionsverluste zeigen, sind nach den bisherigen Erkenntnissen wirksamer. Andererseits können die Anthrachinonglykoside nach der Resorption auch auf humoralem Wege zum Dickdarm gelangen. Im Dickdarm werden unter Beteiligung der Darmflora Anthrone und Anthranole gebildet, die durch die hydragoge Reizwirkung die Peristaltik anregen, zu erhöhter Darmsaftsekretion führen und damit eine Beschleunigung der Darmentleerung herbeiführen. Dieser Wirkungsmechanismus steht im Einklang mit den Beobachtungen, dass Anthrachinonglykoside mit sechs bis 12 Stunden nach der Einnahme relativ spät wirken, während monomere Anthronglykoside bereits durch ihre Reizwirkung in oberen Bereichen des Gastrointestinaltraktes zu Erbrechen, Magenschmerzen und sogar zu blutigen Durchfällen führen. Vor Dauergebrauch muss eindringlich gewarnt werden.

Während der Schwangerschaft und Stillzeit sollte deshalb auf anthrachinonhaltige Laxanzien verzichtet werden.

RHABARBERWURZEL – Rhei radix Ph.Eur. – Radix Rhei

Stammpflanze. Der zu medizinischen Zwecken verwendete Rhabarber stammt von der Sammelart *Rheum palmatum* L. oder der südchinesischen Art *Rheum officinale* (BAILLON) (Polygonaceae) oder aus Hybriden der beiden Arten oder aus deren Mischung. Die in Asien von Sibirien bis zum Himalaja und bis nach Palästina verbreiteten Pflanzen werden auch in Europa angebaut und erreichen ein Alter von 20 bis 30 Jahren. Erst nach drei bis vier Jahren bilden die Pflanzen aus der Grundrosette von Blättern einen Blütentrieb. Die unterirdischen Organe stellen eine Rübe dar mit fleischigen Nebenwurzeln und werden vor dem Trocknen in Stücke gespalten.

Inhaltsstoffe. Rhabarberrüben enthalten 3 bis 12 % Anthrachinonglykoside, die nicht gleichmäßig verteilt sind, sondern in der Spitze (Knospe) mit 0,5 % den geringsten Anteil und am unteren Ende (Wurzelbeginn) mit 35 % den höchsten Anteil haben. Fünf verschiedene Anthrachinone werden gefunden, die auch in der Anthron- und Dianthronform anzutreffen sind, wobei das Verhältnis Anthrachinon zu Anthron etwa 1 : 1 ist. Jüngere Wurzeln enthalten freie Anthracen-Derivate, erst in älteren Teilen werden die

Glykoside gebildet, wobei die Zucker meist über die OH-Gruppe am C-Atom 8 gebunden werden.

Rhaponticin

	R^1	R^2
Rhein	H	COOH
Aloe-Emodin	H	CH$_2$OH
Rheum-Emodin (= Frangula-Emodin)	OH	CH$_3$
Physcion	OCH$_3$	CH$_3$
Chrysophanol	H	CH$_3$

Neben den Anthrachinonglykosiden werden Gerbstoffe und Flavonoide gefunden.

Oft wird die Droge durch eine schwächer abführende Rhaponticum-Ware verfälscht, die chemisch leicht identifiziert werden kann, da das zusätzlich enthaltene Rhaponticin als Stilben-Derivat durch blaue Fluoreszenz erkennbar ist.

Verwendung. In kleineren Dosierungen (0,1 bis 0,3 g Pulver) kann Rhabarber aufgrund seines Gerbstoffgehaltes als Adstringens und damit als Antidiarrhoikum eingesetzt werden. In größeren Dosierungen (1,5 bis 5,0 g) kommt die abführende Wirkung des Anthrachinons zum Tragen, die nach sechs bis zehn Stunden einsetzt. Aus dem Rhabarber wird **Rhabarberextrakt DAB** durch ein Perkolationsverfahren mit 70-prozentigem Ethanol hergestellt.

Makroskopische und mikroskopische Untersuchungen. Die meistens als Schnittdroge verwendete Rhabarberwurzel besteht aus gelblich-weißen oder gelbbraunen bis dunkelbraunen gewürfelten oder unregelmäßigen Stücken, die sich

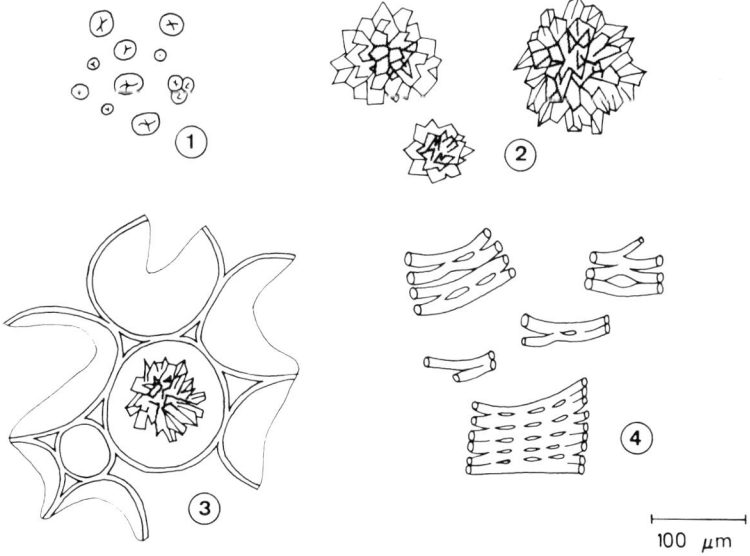

Abb. 3.5 Pulver der Rhabarberwurzel (Erläuterungen siehe Text)

leicht zum Pulver zerreiben lassen. Auf dem Querschnitt wird oft eine rötlichbraune Streifung beobachtet, der eine marmorierte Schicht folgt. Stücke aus dem Rübeninneren zeigen sternförmige runde oder ovale Strahlenkreise, die sogenannten Masern. Beim Befeuchten mit Kaliumhydroxyd-Lösung färbt sich der Querschnitt rot (Bornträger-Reaktion aus 1,8-Dihydroxyanthrachinone).

Im Pulver (Abb. 3.5) lassen sich unter dem Mikroskop die charakterisierenden Bestandteile beschreiben: (1) Im Wasserpräparat Stärke (bis 35 µm), die selten zusammengesetzt ist; (2) zahlreiche, typische große Calciumoxalatdrusen (bis 150 µm); (3) Fragmente von dünnwandigen Parenchymzellen, die stärkeführend sind und Calciumoxalatdrusen enthalten; (4) Bruchstücke weitlumiger nicht verholzter Netzgefäße.

FAULBAUMRINDE – Frangulae cortex Ph.Eur. – Cortex Frangulae

Stammpflanze. Die Droge besteht aus den Stamm- und Zweigrinden von *Rham-nus frangula* L. (syn. *Frangula alnus* MILLER (Rhamnaceae), dem Faulbaum, einem in Europa, Nordwestasien und dem Mittelmeerraum heimischen Strauch. Bevor die Rinde Verwendung findet, sollte sie ein Jahr lagern oder künstlich gealtert werden, da der hohe Anthrongehalt der frischen Droge Brechreiz erzeugt.

Inhaltsstoffe. Die Droge enthält bis zu 8 % Anthrachinon-Derivate, von denen die Glukofranguline A und B den größten Anteil bilden. Daneben wird ein Frangulaemodinanthron-Glykosid gefunden, das vermehrt in den frischen Pflanzen vorkommen und als Ausgangsstoff für die Glucofranguline angesehen werden kann.

Glucofrangulin A: R = Rhamnose
Glucofrangulin B: R = Apiose

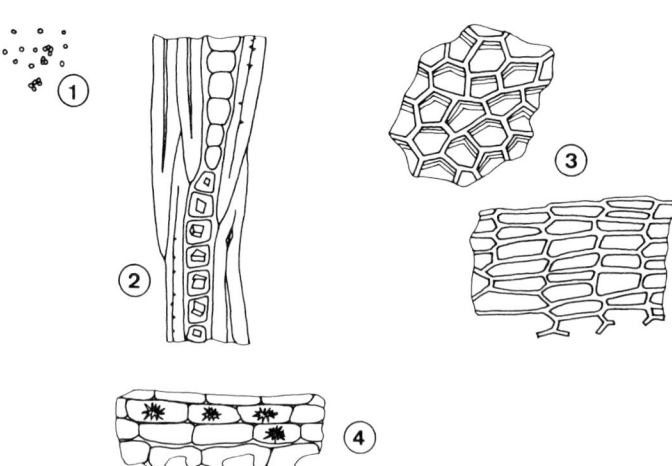

Abb. 3.6 Pulver der Faulbaumrinde (Erläuterungen siehe Text)

Frangula – Emodin-dianthronglykosid

Verwendung. Wie alle anthrachinonhaltigen Drogen findet Faulbaumrinde als Abführmittel Verwendung.

Makroskopische und mikroskopische Untersuchungen. Die Droge besteht aus nach innen gebogenen, fast flachen Rindenstücken mit graubrauner, äußerlich längsgerunzelter Oberfläche und zahlreichen quergestellten Lentizellen. Die glatte, fein längstgestreifte Innenseite zeigt nach Alkalibefeuchtung die Bornträger-Reaktion. Die Droge lässt sich leicht pulvern. Im Pulver (Abb. 3.6) können die charakteristischen Rindenbestandteile identifiziert werden: (1) Im Wasserpräparat wenige kleine Stärkekörner (3 µm); (2) zahlreiche Faserbündel, begleitet von Calciumoxalatprismen führenden Zellreihen; (3) Korkfragmente in Aufsicht und von der Seite; (4) Parenchymfragmente der primären Rinde oder der Markstrahlen mit Calciumoxalatdrusen.

CASCARARINDE – Rhamni purshianae cortex Ph.Eur. – Cortex Rhamni purshianae

Stammpflanze. Neben der Faulbaumrinde ist auch die Rinde des amerikanischen Faulbaumes, *Rhamnus purshianus* D.C. (Rhamnaceae) offizinell, die hauptsächlich in den angelsächsischen Ländern eingesetzt wird. Die Heimat der Stammpflanze ist die Pazifikküste Nordamerikas. Auch diese Droge sollte mindestens

ein Jahr gelagert werden, bevor sie therapeutisch angewendet wird.

Inhaltsstoffe. Cascararinde soll mindestens 8 % Hydroxyanthracen-Derivate enthalten. Es handelt sich dabei um ein komplexes Gemisch von Anthrachinonglykosiden mit 10 bis 20 % O-Glykosiden und 80 bis 90 % C-Glykosiden sowie gemischten O- und C-Glykosiden. Als Aglyka der O-Glykoside werden Aloeemodin, Frangulaemodin, Chrysophanol und Frangulaemodinoxanthron gefunden.

Aloin

11-Desoxyaloin

Bei den C-Glykosiden sind Aloin und Desoxyaloin zu nennen, die am 8-OH mit β-Glucose verethert sein können und dann die entsprechenden Diastereomerenpaare Cascaroside A und B beziehungsweise C und D liefern. Als weitere Inhaltsstoffe sind die Bitterstoffe erwähnenswert.

Verwendung. Wie Faulbaumrinde wird auch die Cascararinde als Abführmittel eingesetzt.

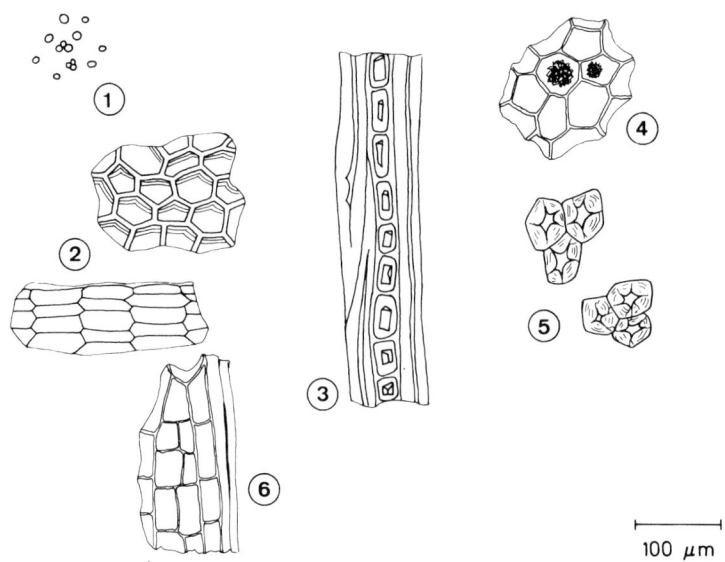

100 μm

Abb. 3.7 Cascararindenpulver (Erläuterungen siehe Text)

Makroskopische und mikroskopische Untersuchungen. Die Rindenstücke sind etwas eingerollt bis flach mit einer fast glatten äußeren Oberfläche aus dunkelpurpurbraunem Kork, durchsetzt mit Lentizellen. Meist ist die Droge mit einer weißen Schicht von Flechten oder Moosen überzogen. Die Innenseite ist gelb bis rötlich-braun oder schwarz mit einer deutlichen Längsstreifung. Auch die Cascararinde lässt sich an Hand des Pulvers am besten identifizieren. Das Pulver (Abb. 3.7) zeigt unter dem Mikroskop die charakterisierenden Bestandteile: (1) Im Wasserpräparat sehr wenig Stärkekörner (8 μm); (2) Kork in Aufsicht und von der Seite; (3) Bastfasern mit Kristallzellreihen (Calciumoxalatprismen); (4) Parenchym mit Calciumoxalatdrusen; (5) Steinzellen und (6) Markstrahlgewebe. Mit Kalilauge färbt sich das Parenchym rot (Bornträger-Reaktion auf Anthrachinone).

SENNESBLÄTTER – Sennae folium
Ph.Eur. – Folia Sennae

SENNESFRÜCHTE (ALEXANDRINER-; TINNEVELLY-) – Sennae fructus
Ph.Eur. – Folliculi Sennae

Stammpflanze. Die beiden Drogenarten stammen entweder von *Cassia senna* L. (syn. *C. acutifolia* DELILE), der sogenannten Alexandriner- oder Khartum-Senna, die in Zentralafrika oder Ägypten heimisch ist, oder *C. angustifolia* VAHL (Caesalpiniaceae), bekannt als Tinnevelly-Senna, die am Roten Meer und in Indien heimisch ist.

Inhaltsstoffe. Beide Drogenarten enthalten zwischen 2 und 5 % Hydroxyanthrachinon-Derivate, die sowohl in den reduzierten Stufen der Anthrone und Anthranole als auch als Anthrachinone vorkommen. Genuin liegen sie als Glykoside vor. Hauptinhaltsstoffe sind die Diastereomeren Sennosid A und B. Daneben beobachtet man die Heterodianthrongly-

Sennosid A (optisch aktive Form)

Sennosid B (meso-Form)

Sennosid C (optisch aktive Form)

Sennosid D (meso-Form)

	R¹	R²
Aloe-Emodin	H	CH_2OH
Rhein	H	COOH
Chrysophanol	H	CH_3
Rheum-Emodin	OH	CH_3

koside Sennosid C und D, mit Aloeemodi-nanthron und Rheinanthron als Einzel-bausteine, sowie die Monomeren Aloe-emodin, Rhein, Rheumemodin und Chrysophanol als Glykoside und in den verschiedenen Oxidationsstufen. Neben den Anthraglykosiden werden Flavonoi-de, etwas ätherisches Öl, Bitterstoffe, Gerbstoffe, Schleim, Harz, Wachs und fet-tes Öl gefunden.

Verwendung. Sennapräparate sind kräftig abführend. Die oft beobachteten Leibschmerzen müssen meist mit einer zu hohen Dosierung begründet werden, we-niger mit dem durch unsachgemäße Be-handlung verursachten Gehalt an mono-meren Anthronglykosiden.

Makroskopische und mikroskopische Untersuchungen. Die Sennesfrüchte, die als Ganzdroge gehandelt werden, lassen sich gut makroskopisch identifizieren. Es handelt sich um bräunliche, flachgedrück-te, nierenförmige Hülsen. Die beiden Sor-ten unterscheiden sich nur geringfügig. Die Tinnevelly-Ware ist gegenüber der Alexandriner-Ware etwas länger und schmaler (35 bis 60 mm lang; 14 bis 18 mm breit gegenüber 40 bis 50 mm lang und mindestens 20 mm breit). Die Zahl der Samen ist bei beiden Früchten fast gleich: Tinnevelly-Senna besitzt pro Hülse fünf bis acht, Alexandriner-Henna sechs bis sieben Samen.

Die Blattdroge, die aus den Einzelblät-

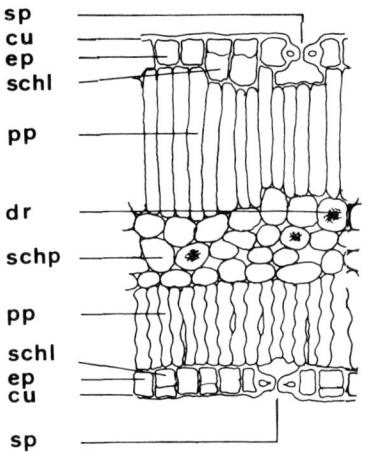

Abb. 3.8 Querschnitt eines Sennesblattes (Erläuterungen siehe Text)

tern der paarig gefiederten Blätter beider Sorten besteht, wird meist geschnitten gehandelt. Die Blätter der Tinnevelly-Sorte sind länglich-lanzettlich, die von der Alexandriner-Sorte breiter und eiförmig-lanzettlich. Im Querschnitt (Abb. 3.8) wird deutlich, dass es sich um äquifaziale Blätter handelt, die einen isolateralen Bau aufweisen. Das heißt, sie besitzen sowohl oben als auch unten ein Palisadenparenchym (pp), von denen die Zellen des unteren Palisadenparenchym wellige Zellwände haben. Das Schwammparenchym (schp) liegt zwischen den beiden Palisadengeweben und weist Calciumoxalatdrusen (dr) auf. Die beiden Epidermen (ep) sind gleich gebaut, besitzen sowohl oben als auch unten paracytische Spaltöffnungen (sp) du meist gekrümmte einzellige Haare (ha). Einige Epidermiszellen führen Schleim (schl), der nach innen abgelagert wird und durch eine Cellulosemembran von der übrigen Zelle abgetrennt ist (Membranschleim). Die Kutikula (cu) ist dick und körnig.

Im Pulver (Abb. 3.9) werden die Bestandteile des Querschnittes wiedergefunden: (1) Gebogene einzellige Haare („Revolverhaare") mit körniger Kutikula auch im Verbund mit Epidermiszellen; (2) Teilquerschnitte mit Epidermis, Palisadenparenchym, Schwammparenchym; (3) Leit-

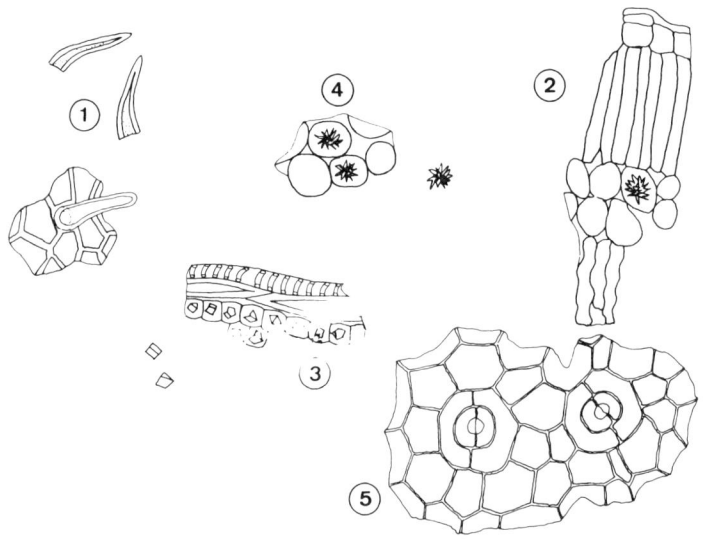

100 μm

Abb. 3.9 Pulver der Sennesblätter (Erläuterungen siehe Text)

bündel mit Sklerenchymfasern und Kristallzellreihen; (4) Calciumoxalatdrusen im Schwammparenchym und (5) Epidermisfragmente mit paracytischen Spaltöffnungen. Mit Kalilauge tritt orangerote Färbung auf (Bornträger-Reaktion auf Anthrachinone).

CURAÇAO-ALOE; KAP-ALOE – Aloe barbadensis; Aloe capensis Ph.Eur.

Stammpflanze. Die glänzenden, meist grünlichen, glasähnlichen Stücke stellen das ausgeflossene, eingedickte und erstarrte Sekret der abgeschnittenen Blätter von verschiedenen *Aloe*-Arten (Liliaceae) dar. Die wesentlichen Handelsformen stammen von der in Südafrika vorkommenden Kap-Aloe, *Aloe ferox* MILLER, und der auf den Antillen und in Venezuela heimischen Curaçao-Aloe, *Aloe barbadensis* MILLER.

Gewinnung. Zur Gewinnung der Kap-Aloe werden die abgeschnittenen Blätter mit der Schnittfläche nach unten um eine Grube gelegt. Nach fünf bis sechs Stunden ist das Sekret aus den Sekretzellen ausgeflossen. Der Saft wird entweder auf offenem Feuer eingedickt und in Kanistern erstarren lassen (= Lucida-Aloe), oder man lässt an der Sonne die Feuchtigkeit langsam verdunsten. Dabei kristallisiert Aloin aus (= Hepatica-Aloe). Bei der Curaçao-Aloe lässt man die Blätter auf krippenartigen Gestellen auslaufen. Die weitere Behandlung ist ähnlich wie bei der Kap-Aloe. Inzwischen bedient man sich auch der Sprühtrocknung.

Inhaltsstoffe. Hauptinhaltsstoff ist das Aloin, das in Kap-Aloe bis zu 25 %, in Curaçao-Aloe bis zu 40 % enthalten sein kann. Aloin ist ein C-Glykosid, das 10-Glucosyl-Aloeemodinanthron, das zusätzlich am C-11 noch Glucose binden kann und dann Aloinosid heißt.

Daneben werden Aloeemodin und geringere Mengen anderer Anthracen-Derivate gefunden. Das Harz ist chemisch uneinheitlich, hauptsächlich kommen Ester von Harzalkoholen mit p-Cumarsäure vor.

Verwendung. Die Droge wurde bei hartnäckigen Obstipationen als dickdarmwirksames Laxans eingesetzt. Aufgrund der Nebenwirkungen (krampfartige Magenschmerzen und möglicher karzinogener Effekte) soll Aloe als Abführmittel nicht mehr verwendet werden. Äußerlich wird Aloe in Sonnenschutzmitteln und Kosmetika verarbeitet, früher auch in Brand- und Wundgelen.

Neben diesen klassischen Anthraglykosiddrogen gibt es einige Drogen, die ebenfalls Derivate dieser Gruppe als Inhaltsstoffe besitzen, aber wie Johanniskraut keine Abführmittel sind.

JOHANNISKRAUT – Hyperici herba Ph.Eur. – Herba Hyperici

Stammpflanze. Die Droge stammt von der in Europa, Asien und Nordafrika heimischen *Hypericum perforatum* L. (Hyperiaceae).

Inhaltsstoffe. Die herb-bitter schmeckende Droge hat neben ätherischem Öl, Catechingerbstoffe, unter anderem das Phloroglucinderivat Hyperforin, Flavonglykoside und als Anthrachinon-Derivat das Hypericin.

Hypericin

Das Hypericin zeigt photodynamische Effekte und ist verantwortlich für die Sensibilisierung der Tiere – besonders hellhäutiger Tiere – gegenüber Licht. Die Krankheit, die unter Umständen zum Tod führen kann, wird Hypericismus genannt.

Verwendung. Anderseits soll Hypericin euphorisch wirken. Deshalb kann Johanniskraut nach der Monographie der Kommission E innerlich bei psychovegetativen Störungen und depressiven Verstimmungszuständen, Angst und/oder nervöser Unruhe therapeutisch eingesetzt werden, wobei die Diskussion über die Wirkkomponenten noch nicht abgeschlossen sind. Einige Arbeitsgruppe favorisieren das Hyperforin als antidepressives Wirkprinzip des Johanniskrautes, andere der Hypericin.

Außerdem macht der Gerbstoffgehalt die Droge als Antidiarrhoikum brauchbar. Ölige Hypericumzubereitungen werden innerlich bei dyspeptischen Beschwerden angewendet, äußerlich zur Behandlung und Nachbehandlung von scharfen und stumpfen Verletzungen, Myalgien und Verbrennungen 1. Grades. In der Volksmedizin findet Johanniskraut nach wie vor Anwendung zur Entwässerung, bei Rheumatismus und Gicht.

Makroskopische und mikroskopische Untersuchungen. Die Schnittdroge besteht aus einzelnen gelbbraunen Kronblättern mit dunklen Strichen und am Rande dunklen Punkten, Blütenknospen und grünen Blattbruchstücken, die ganzrandig und durchscheinend grün punktiert sind. Außerdem finden sich Stängelstücke und vereinzelte Früchte. Das Pulver (Abb. 3.10) enthält die entsprechenden Bruchstücke der Schnittdroge: (1) Blattbruchstücke mit oberer Epider-

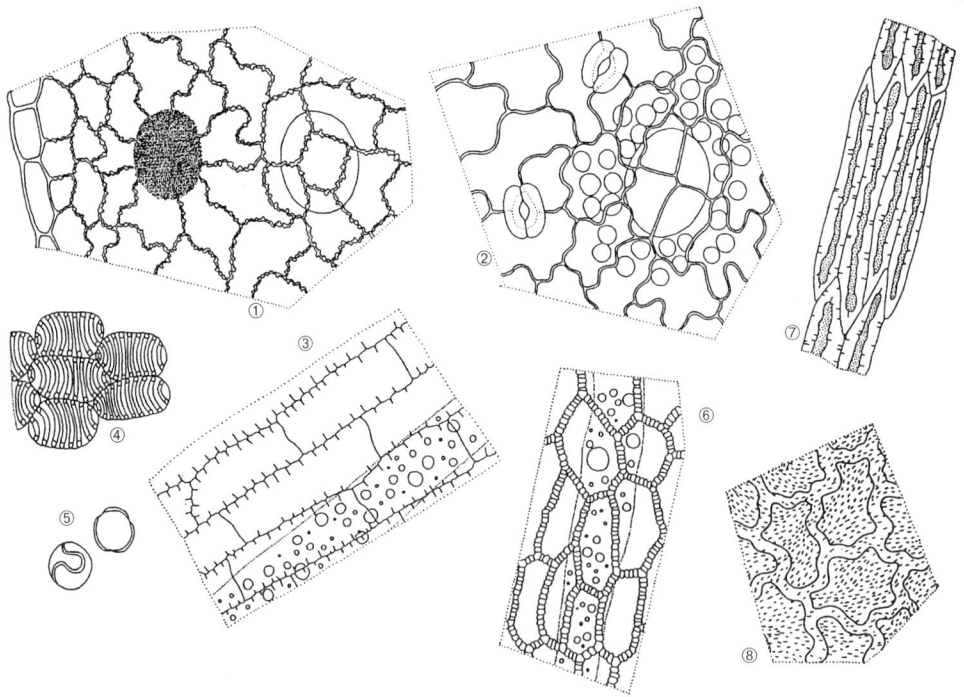

Abb. 3.10 Johanniskraut-Pulver (Erläuterungen siehe Text; nach Hillgruber)

mis mit Exkretbehältern aus dem Mesophyll (durchscheinend); (2) Blattbruchstücke mit unterer Epidermis in Aufsicht mit Exkretbehältern und anisocytische Spaltöffnungen; (3) Blütenblattfragmente in Aufsicht mit knotigen, oft septierten Epidermiszellen, Öltröpfchen des axial gestreckten Exkretbehälters; (4) Endothecium in Aufsicht; (5) triporate Pollenkörner; (6) Exokarp mit Exkretgang; (7) faseriges Endokarp des Fruchtknotens und (8) bräunliche Bruchstücke der Samenschale in Aufsicht.

4. Gerbstoffe

Als Gerbstoffe werden Substanzen pflanzlicher Herkunft zusammengefasst, die in der Lage sind, mit Eiweißen unlösliche Verbindungen einzugehen oder Eiweiß aus Lösungen auszufällen. Dies beruht darauf, dass Gerbstoffe Polypeptidketten durch Wasserstoffbrücken oder hydrophobe Wechselwirkungen vernetzen können. Gerbstoffe sind in Wasser und zum Teil auch in Alkohol lösliche, schwach sauer reagierende, stickstofffreie Polyphenole. Sie sind selbst relativ unbeständig, da sie zur Selbstkondensation und Oxidation neigen, was zu wasserunlöslichen Verbindungen führt.

Der chemischen Struktur nach werden zwei Gruppen unterschieden:

- die hydrolysierbaren Gerbstoffe oder **Gallotannine** und
- die nicht hydrolysierbaren, kondensierten Gerbstoffe oder **Catechingerbstoffe**, die biogenetisch in die Gruppe der Polyketide einzuordnen sind.

Gallotannine. Die hydrolysierbaren Gerbstoffe leiten sich von Gallussäure und deren Derivate ab, die mit Glucose und anderen Zuckern verbunden sind.

Gallussäure

Es werden auch Verknüpfungen der Gallussäure untereinander beobachtet, die entweder durch Veresterung (Depside) oder durch neue C-C-Verbindungen entstehen. Die Vertreter der C-C-verknüpften Gallotannine werden Ellagen-Gerbstoffe oder Ellagitannine bezeichnet, da sie nach saurer Hydrolyse unter anderem die Ellagsäure liefern.

m-Digallussäure

Hexahydroxy-diphensäure

Ellagsäure

Catechingerbstoffe. Diese Gruppe leitet sich entweder vom Catechin oder dem Leukocyanidin ab.

Catechin

Leukocyanidin

Die Verbindungen polymerisieren unter Lufteinwirkung und entsprechender Katalyse durch Ausbildung von C-C-Bindungen zu hochmolekularen, wasserlöslichen Stoffen, die erst als Gerbstoffe bezeichnet werden. Weiteres Fortschreiten der Polymerisierung führt zu unlöslichen Produkten, den Phlobaphenen oder Gerbstoffroten.

Aus Teeblättern werden Gerbstoffe isoliert, die sich als Ester des Catechins mit der Gallussäure definieren lassen, zum Beispiel das Epicatechin-3-gallat:

Epicatechin-3-gallat

Gerbstoffe befinden sich innerhalb der Pflanze meist in den Stamm- und Wurzelrinden, Wurzelstöcken, Blättern und Peri-carpien. Im Pflanzenreich sind sie weit verbreitet. Gymnospermae sind reich an Gerbstoffen, bei den Angiospermae weisen die Monokotyledonae kaum Gerbstoffe auf, während die Dikotyledonae gerbstoffreiche Familien besitzen, unter anderem Anacardiaceae, Ericaceae, Fagaceae, Polygonaceae, Rosaceae und Salicaceae.

Verwendung. Die therapeutische Nutzung der Gerbstoffe beruht auf ihren adstringierenden Eigenschaften. Dabei werden Eiweiße der oberen Hautschichten zu einer zusammenhängenden Membran ausgefällt. Die Folge ist eine Herabsetzung der Reizempfindlichkeit der Nervenenden, eine Einschränkung der Drüsensekretion der Haut sowie entzündungswidrige, schwach lokalanästhesierende Effekte. Lokal wird dies zur Wundbehandlung genutzt, da dadurch ein Austrocknen und ein Schutz vor Bakterien und toxischen Eiweißabbauprodukten gewährleistet ist. Indikationen zum inneren Gebrauch sind hyperacide Gastritis, Darmkatarrhe und als Antidot bei Alkaloid- und Schwermetallvergiftungen. Zum äußeren Gebrauch werden Gerbstoffe bei Dermatitis, Hämorrhoiden, Verbrennungen, Angina und anderes mehr eingesetzt.

Tannin (Tanninum Ph.Eur.) ist der isolierte Gerbstoff aus den Gallen verschiedener Pflanzen, besonders aus den Gallen einiger *Rhus*-Arten (Anacardiaceae) aus China, Japan und Nordindien sowie aus den Gallen kleinasiatischer *Quercus*-Arten (Fagaceae). Tannin ist vorwiegend ein Gemisch von Estern der D-Glucose mit Gallussäure und Digallussäure (Galloylgallussäure).

EICHENRINDE DAC – Quercus cortex – Cortex Quercus

Stammpflanze. Die DAC-Droge soll aus den getrockneten Rindenstücken junger Zweige und Stockausschläge von *Quercus robur* L. (Sommereiche) und *Quercus petraea* (MATTUSCHKA) LIEBLEIN (Wintereiche) (Fagaceae), die in Europa weit verbreitet sind, gewonnen werden.

Gewinnung. Das Schälen der Rinde findet im Mai statt, wenn die Rinde leicht vom Holz getrennt werden kann.

Inhaltsstoffe. Der Gerbstoffgehalt liegt bei 8,0 bis 20 %. Es handelt sich um Catechingerbstoffe mit Schwerpunkt auf Catechin-Dimere.

Catechin-Dimer

Verwendung. Eichenrinde wird als Adstringens hauptsächlich äußerlich unter anderem zu Umschlägen, Verbänden, Bädern, Gurgelwässern, bei Frostbeulen und gegen Fußschweiß eingesetzt.

Makroskopische und mikroskopische Untersuchungen. Die 3 mm dicken Rindenstücke sind außen graubraun bis silbergrau, glatt, glänzend und mit wenigen quergestellten Lentizellen besetzt. Die Innenseite ist hellbraun bis rotbraun und auffällig längsgestreift.

Im Querschnitt erkennt man eine rotbraune, aus zahlreichen Zellreihen bestehende Korkschicht, die die primäre Rinde nach außen abschließt. Die Primärrinde hat unter der Korkschicht ein kollenchymatisches Phelloderm mit deutlich verdickten Zellwänden. Die Parenchymzellen der primären Rinden besitzen oft Calciumoxalatdrusen. Nach innen wird die Rinde durch einen Ring von Bastfaserbündeln und Steinzellnestern abgegrenzt. Steinzellen finden sich einzeln oder in Gruppen über die gesamte Primärrinde verstreut.

Die sekundäre Rinde (Abb. 4.1) zeigt deutliche Schichtung: Parenchymzellen (p) wechseln mit Bastfaserbündeln ((bf) ab. Daneben finden sich Steinzellen (st) wie in der primären Rinde und Markstrahlen (ms). Vereinzelt lassen sich Calciumoxalatdrusen (dr) im Parenchym erkennen, während die Bastfasern mit Calciumoxalatkristall-führende Zellen (kr) begleitet werden.

Im Pulver (Abb. 4.2) finden sich die Bestandteile des Querschnitts wieder: (1) Kork in Aufsicht und von der Seite; (2)

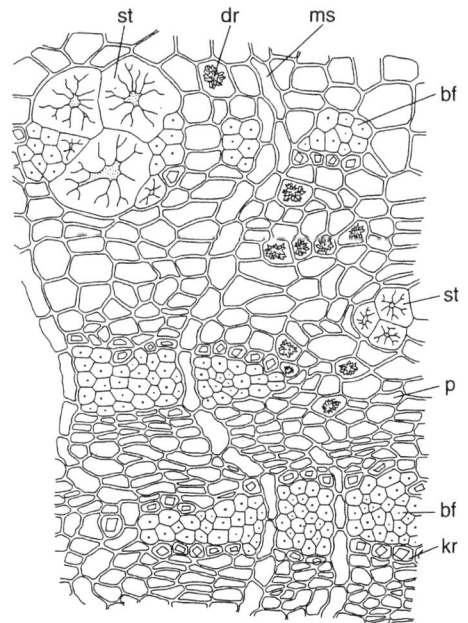

Abb. 4.1 Querschnitt der Eichenrinde (sekundäre Rinde, Erläuterungen siehe Text; nach Brandt, aus Hohmann et al. 2001)

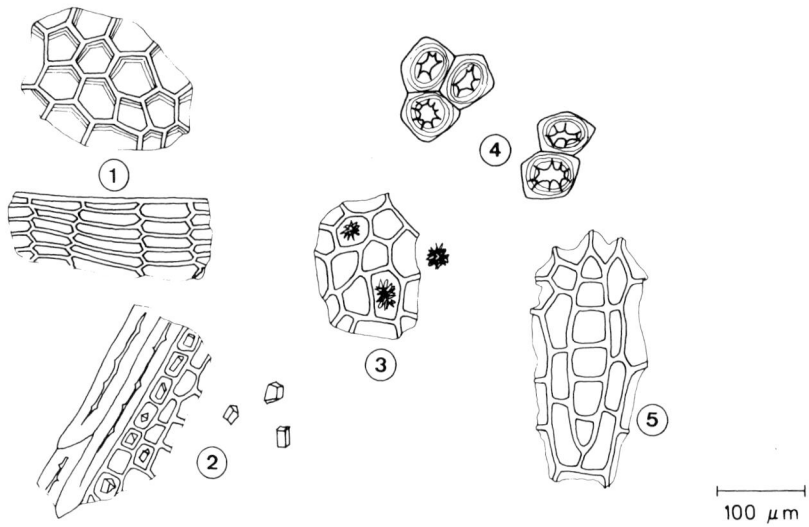

Abb. 4.2 Pulver der Eichenrinde (Erläuterungen siehe Text)

Bastfasern mit Kristallzellreihen (Calciumoxalatprismen); (3) Parenchymgewebe mit Calciumoxalatdrusen; (4) zahlreiche grünliche getüpfelte Steinzellen (meist in Gruppen); (5) Parenchymgewebe mit Markstrahlen tangential.

RATANHIAWURZEL – Ratanhiae radix Ph. Eur. – Radix Ratanhiae

Stammpflanze. Für die Droge schriebt das Ph. Eur. die Wurzel von *Krameria triandra* RUIZ u. PAVON (Krameriaceae) vor, die in den Anden von Bolivien und Peru beheimatet ist.

Inhaltsstoffe. Die Ratanhiawurzel enthält bis zu 15 % Catechingerbstoffe, die durch Oxidation und Kondensation in Ratanhiarote, unwirksame Phlobaphene, übergehen.

Verwendung. Wie alle Gerbstoffdrogen wird Ratanhiawurzel und ihre Auszüge als Adstringens angewendet, vor allem bei Entzündungen der Mundschleimhäute.

Makroskopische und mikroskopische

Untersuchungen. Die Droge, die meist geschnitten gehandelt wird, zeigt rotbraune Wurzelstücke, die im Querschnitt das dunklere Kernholz in der Mitte erkennen lassen, umgeben vom helleren Splintholz, Nach außen werden die Wurzelstücke von einer strahlig erscheinenden braunroten Rinde abgeschlossen, die mit einer braunen Korkschicht versehen ist. Im Pulver (Abb. 4.3) lassen sich die Einzelbestandteile der Wurzel gut erkennen: (1) Im Wasserpräparat Stärke, die oft aus zwei bis vier Körnern (4 bis 30 µm) zusammengesetzt ist; (2) Korkzellen in Aufsicht und von der Seite; (3) Bastfaserfragmente mit Calciumoxalatprismen enthaltenden Parenchymzellen; (4) Leitbündelfragmente von Fasertracheiden begleitet und (5) normales Parenchymgewebe.

Neben den beschriebenen Drogen gibt es viele andere Drogen, die hauptsächlich als Gerbstoffdrogen Verwendung finden, zum Beispiel Hamamelisblätter (**Hamamelidis folium Ph. Eur.**) von *Hamamelis virginiana* L. (Hamamelidaceae), und

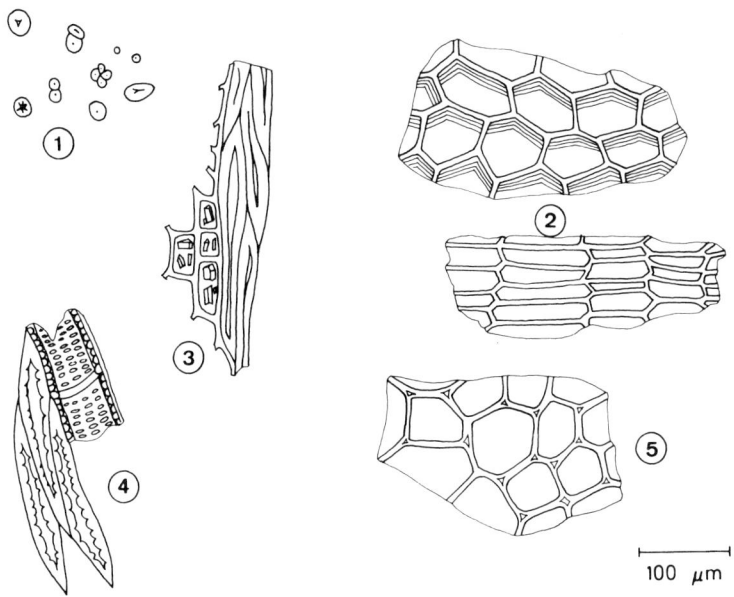

Abb. 4.3 Pulver der Ratanhiawurzel (Erläuterungen siehe Text)

Brombeerblätter DAC (Folia Rubi fructiosi) von *Rubus fructicosus* L. (Rosaceae).

5. Alkaloide

Alkaloide sind stickstoffhaltige Pflanzeninhaltsstoffe aus dem sekundären Stoffwechsel, die chemisch primäre, sekundäre und tertiäre Amine, Aminoxide, quartäre Ammoniumbasen und Amide sind. Der Stickstoff ist häufig Glied eines Heterocyclus, seltener exocyclisch gebunden (zum Beispiel bei Capsaicin).

Capsaicin

Die Alkaloidbasen sind meistens lipophile Substanzen, die in Wasser unlöslich sind. Ihre Salze dagegen lösen sich in Wasser. Dieses unterschiedliche Lösungsverhalten vereinfacht die Isolierung der Alkaloide aus Pflanzenmaterial.

Im Pflanzenreich findet man Alkaloide sehr häufig. Ungefähr zehn bis 20 % aller höheren Pflanzen enthalten Alkaloide. Darunter gibt es Familien, die besonders alkaloidreich sind, wie Solanaceae, Ranunculaceae, Rubiaceae und Liliaceae.

In der Pflanze befinden sich die Alkaloide meistens in Form ihrer Salze gelöst in den Vakuolen. Ihre Konzentration ist nicht in allen Pflanzenteilen gleich. Sie werden an bestimmten Stellen, zum Beispiel in den Blättern, abgelagert, wobei diese Organe nicht unbedingt die Biosyntheseorte sind.

Ausgangsstoffe für die Biosynthese der Alkaloide sind die Aminosäuren. Während die Eiweißsynthese auf dem gesamten Aminosäureangebot die Proteine aufbaut, sind am Aufbau der Alkaloide nur fünf Aminosäuren beteiligt.

Lysin

Ornithin

Histidin

Phenylalanin   Tryptophan

Außerdem werden Nicotinsäure, Purine und Ammoniak als Nichtaminosäuren für die Alkaloidbiosynthese herangezogen.

Xanthin
(Purin-Derivat)

Nicotinsäure

Das Grundgerüst dieser Ausgangsstoffe bleibt in den Alkaloiden sichtbar, so dass sich hieraus ein gutes Einteilungssystem ableiten lässt. Als weitere Bausteine sind C_1-Körper, Acetateinheiten als C_2-Körper und Isoprenoide zu nennen.

Die Reaktionsmechanismen, die bei einer Alkaloid-Synthese durchlaufen werden, sind vielfältig und reichen von der Bildung Schiffscher Basen sowie Amidbildung, Aldolkondensation, Aldehydammoniakbildung über oxidative Kopplung und Additionsreaktionen bis hin zur Mannichkondensation.

Bei den Pflanzen übernehmen diese

spezifisch physiologisch wirkenden Stoffe eine Schutzfunktion gegen Tierfraß. Es ist noch nicht klar, ob Alkaloide noch andere Funktionen im Stoffwechsel übernehmen und ob sie dabei weiter umgesetzt werden können. Dafür sprechen die Schwankungen im Alkaloidgehalt während einer Vegetationsperiode oder sogar eines Tages.

Da Alkaloide eine sehr heterogene Pflanzenstoffgruppe bilden, ist verständlich, dass sehr unterschiedliche Wirkungen beobachtet werden. Erwähnenswert ist, dass sehr viele starke Wirkungen auf das Zentralnervensystem ausüben.

5.1 Alkaloide vom Phenylalanin-Typ

Phenylalanin und das 4-hydroxylierte Derivat Tyrosin sind Produkte des Phenylpropanstoffwechsels (siehe S. 37). Nach Decarboxylierungen entstehen die entsprechenden Amine Phenylethylamin und Tyramin. Diese leiten zu Alkaloiden über, die zum Teile keinen heterocyclischen Stickstoff aufweisen.

Drogen mit Alkaloiden aus dieser Gruppe sind Paprika und Cayennepfeffer.

PAPRIKA – Capsici fructus – Fructus Capsici

Stammpflanze. Die Stammpflanze der noch im DAB 7 geschriebenen Droge, *Capsicum annuum* L. var. *longum* (DC.) SENDTNER (Solanaceae), war ursprünglich im tropischen Amerika heimisch, wird aber inzwischen in allen wärmeren Ländern als Gewürzpflanze kultiviert.

Inhaltsstoffe. Hauptwirkstoff ist das scharfschmeckende Capsaicin, das Vanillylamid der 8-Methylnonen-(6)-carbonsäure (0,01 bis 0,22 %), das von weiteren in geringeren Konzentrationen vorliegenden Derivaten, wie Dihydrocapsaicin, Nordihydrocapsaicin, Homocapsaicin und Homodihydrocapsaicin, begleitet wird. Die rote Farbe der Droge stammt von Carotinoiden. Außerdem werden Vitamin B_2, C und E, Nicotinsäureamid, ätherisches Öl, Flavonglykoside und das Saponingemisch Capsicidin isoliert.

Verwendung. Capsaicin, das noch in Verdünnung von 1 zu 1 bis 1,9 Millionen scharf schmeckt, steigert als Nervenreizstoff die Sekretion im Magen und fördert die Magen- und Darmperistaltik. Mit Paprika gewürzte Speisen sind deshalb bekömmlicher als ungewürzte Speisen. Diese Wirkung ist auch für die Anwendung als Stomachicum verantwortlich. Außerdem soll Capsaicin ähnlich wie Lobelin eine Wirkung auf Atmung und Kreislauf haben, was aber therapeutisch nicht genutzt wird. Die äußerliche Anwendung ist dank der starken lokalen Hyperämisierung der Haut und der Schleimhäute bei Indikationen wie Rheuma angebracht.

Anstelle des Paprikas wurde **Cayennepfeffer, Capsici fructus acer** im **DAB** offizinell. Stammpflanze ist *Capsicum fructescens* L. (Solanaceae). Die Früchte sind meistens kleiner, aber wesentlich schärfer im Geschmack als Paprika, was auf einen höheren Gehalt der Alkaloide hinweist. Insgesamt sollen die Früchte mindestens 0,4 % Capsaicinoide, berechnet als Capsaicin, enthalten. Der anatomische Aufbau ist nur unwesentlich verschieden von dem der Paprikafrüchte. Die Anwendung entspricht der des Paprikas.

OPIUM – Opium crudum Ph.Eur.

Opium ist wohl die bedeutendste Droge aus der Gruppe der Phenylalanin-Alkaloide. Es handelt sich bei der Droge um den getrockneten Milchsaft aus den angeschnittenen Früchten von *Papaver somniferum* L. (Papaveraceae). Die Stammpflanze wird hauptsächlich in Indien, auf dem Balkan, der Türkei und Russland angebaut.

Aus dem Opium werden neben 75 % Latex-Bestandteilen, wie Kautschuk, Schleim, Pektine, Harze und Wachse, 15

	R¹	R²
Morphin	H	H
Codein	CH₃	H

Thebain

Narcotin

Papaverin

Narcein

bis 25 % Alkaloide isoliert. Bisher konnten etwa 40 verschiedene Alkaloide analysiert werden. Das Hauptalkaloid ist mit 6,8 bis 20,8 % Morphin, das von Codein (bis 6,6 %) und Thebain (bis 7,4 %) als Methylderivate begleitet wird. Daneben finden sich Narcotin (bis 12,8 %), Papaverin (bis 4,5 %) und Narcein (bis 0,7 %) in erwähnenswerten Konzentrationen.

Die Alkaloide liegen meistens an verschiedenen Säuren gebunden im Opium vor. Als Säuren treten Milchsäure, Fumarsäure und Mekonsäure auf. Letztere ist charakteristisch für Opium und mit bis zu 5 % enthalten.

Mekonsäure

Verwendung. Opium ist als **Eingestelltes Opium,** Opium pulvis normatus im **DAB** beschrieben. Gleich reinem Morphin zeichnet sich Opium durch zentral schmerzlindernde und dämpfende Wirkung aus. Im Magen-Darm-Trakt zeigt Opium eine von den Nebenalkaloiden mitbeeinflusste spasmolytische und lähmende Wirkung. Ansonsten wird Opium in erster Linie zur Gewinnung der Reinalkaloide verwendet.

Eine weitere Papaveraceen-Droge, deren Verwendung in Gallen- und Lebertees auf den Alkaloidgehalt zurückgeführt werden kann, ist **Schöllkraut DAB**, Chelidonii herba, von *Chelidonium majus* L. Die Stammpflanze ist in Europa weit verbreitet. Von den etwa 20 Alkaloiden, die aus dem Milchsaft isoliert werden, wird die Wirkung der Droge hauptsächlich von Chelidonin, Chelerythrin, Sanguinarin und Berberin bestimmt, alles Alkaloide, die ebenfalls biogenetisch vom Phenylalanin beziehungsweise Tyrosin abgeleitet

werden können, wie die Formeln zeigen. Chelerythrin und Sanguinarin haben den selben Grundkörper wie Chelidonin. Sie liegen meistens als Salze der Chelidonsäure vor.

Chelidonin   Berberin

Chelidonsäure

Die Wirkung der Droge setzt sich aus dem Spektrum der Einzelwirkungen zusammen: zentral dämpfend, analgetisch und spasmolytisch auf glatte Muskulatur, Uterus erregend, Blutdruck steigernd, Koronargefäße erweiternd und Gallenblase entleerend. Dieses Spektrum macht die Droge zu einem Spasmolyticum bei Erkrankungen des Magen-Darm-Traktes sowie der Gallenblase.

IPECACUANHAWURZEL – Ipecacuanhae radix Ph.Eur. – Radix Ipecacuanhae

Stammpflanze. Für die Droge werden die unterirdischen Organe der in Brasilien vorkommenden *Cephaelis ipecacuanha* (BROT.) A. RICH. und der in Mittelamerika verbreiteten und in Indien kultivierten *C. acuminata* KARSTEN (Rubiaceae) verwendet.

Inhaltsstoffe. Die Droge enthält zwischen 2 und 3,5 % Alkaloide, die zum größten Teil in den peripheren Rindenzellen der Speicherwurzel abgelagert sind. Im Holz werden weniger Alkaloide gefunden. Die wichtigsten Alkaloide sind Emetin, Cephaelin, Psychotrin und O-Methylpsychotrin, die wie alle weiteren Alkaloide sich zum Teil voneinander ableiten. Die Biosynthese erfolgt aus zwei Molekülen Phenylalanin und einem Monoterpen.

Emetin

Neben den Alkaloiden sind in der Droge das Glucosid Ipecosid, ein Glykotannosid, Ipecacuannin, wenig fettes und ätherisches Öl, Saponine, Pflanzensäuren und bis 40 % Stärke enthalten.

Verwendung. Die Droge beziehungsweise die beiden Hauptalkaloide Emetin und Cephaelin zeigen expektorierende Wirkung mit sekretolytischen und sekre-

tomotorischen Effekten, die reflektorisch über die Erregung von sensiblen Enden des Nervus vagus in der Magenschleimhaut und anschließender zentraler Umschaltung ausgelöst werden.

Das isolierte Emetin hat sich als Chemotherapeutikum gegen Amöbenruhr bewährt, wobei es die vegetativen Formen der *Entamoeba histolytica* beeinflusst. In höheren Konzentrationen führen Emetin und Cephaelin zum Erbrechen.

Makroskopische und mikroskopische Untersuchungen. Die meist als Schnittdroge gehandelte Ipecacuanhawurzel besteht aus gelbbraunen, mit Querwülsten versehenen Wurzelscheibchen mit kreisrundem Holzkörper, der zum Teil aus den Scheiben herausragt, da die weichere Rinde abspringt. Der auffälligste Unterschied zwischen den beiden Stammpflanzen ist, dass die Droge von *C. acuminata* aus 9 mm breiten Wurzelstückchen besteht, während die Wurzeln von *C. ipecacuanha* nur 6 mm breit werden.

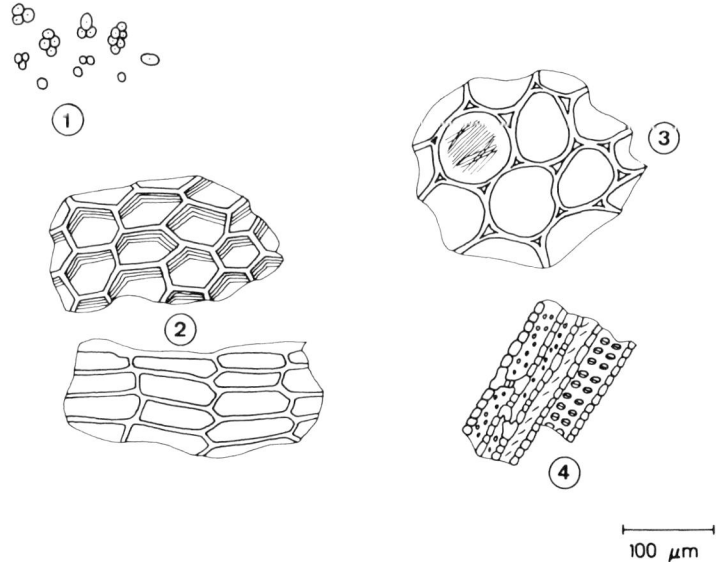

Abb. 5.1 Pulver der Ipecacuanhawurzel (Erläuterungen siehe Text)

Das Drogen-Pulver (Abb. 5.1), das mit Lactose auf einen Wert eingestellt wird als **Ipecacuanhae pulvis normatus Ph.Eur.** beschrieben ist, zeigt in Bruchstücken die Bestandteile der Wurzel: (1) Im Wasserpräparat typische Stärke, die meistens zusammengesetzt ist aus zwei bis acht Einzelkörnern, die eine Größe von 6 μm und zusammengesetzt eine Größe bis 25 μm haben, (2) Korkfragmente in Aufsicht und im Querschnitt; (3) Rindenparenchym mit Calciumoxalatraphiden (bis 80 μm lang), die auch in Bündel oder einzeln außerhalb des Parenchymgewebes gefunden werden; (4) Fragmente aus dem Holzkörper mit Holzfasern, Tracheen und Tracheiden.

5.2 Alkaloide vom Tryptophan-Typ

In diese Gruppe gehört eine Reihe bedeutender Alkaloide, die im Rahmen der Pharmazeutischen Chemie besprochen werden. Die entsprechenden Pflanzen werden zu therapeutischen Zwecken nicht mehr eingesetzt und sind zum größten Teil aus den Pharmakopöen verschwunden. Die wichtigsten Vertreter sind:

Physostigmin aus *Physostigma venenosum* BALFOUR (Fabaceae) in Semen Calabar.

Reserpin aus *Rauvolfia serpentina* (L.) BENTH ex KURZ. (Apocynaceae) in **Rauwolfiawurzel DAB.**

Yohimbin aus *Pausinystalia yohimba* (K.SCHUM.) PIERRE (Rubiaceae) in Cortex Yohimbae.

Mutterkornalkaloide aus *Claviceps purpurea* (FRIES) TULASNE (Clavicipitaceae) in Secale cornutum.

Strychnin und **Brucin** aus *Strychnos nux-vomica* L. (Loganiaceae) in Semen Strychni.

Tubocurarin aus Curare.

Vincamin aus *Vinca minor* L. (Apocynaceae).

Eine weitere offizinelle Droge mit Inhaltsstoffen aus dieser Gruppe ist die Chinarinde.

CHINARINDE – Cinchonae cortex Ph.Eur. – Cortex Chinae

Stammpflanze. Als Droge wird die getrocknete Rinde junger Stämme und dickerer Äste von kultivierten *Cinchona pubescens* VAHL (syn. *Cinchona succirubra* PAVON) (Rubiaceae) oder von deren Varietäten sowie deren Hybriden zugelassen. Heimat der Stammpflanze sind die Anden des tropischen Südamerikas. Inzwischen wird die Pflanze in vielen tropischen Ländern kultiviert; Haupterzeugerland ist Indonesien.

Inhaltsstoffe. Die Chinarinde ist sehr reich an Alkaloiden. In Kulturformen wird bis 17 % Gesamtalkaloidgehalt gemessen (Mindestgehalt 6,5 %). Von den bisher etwa 30 isolierten Alkaloiden, die chemisch sehr nahe miteinander verwandt sind, haben Chinin und Chinidin, Cinchonin und Cinchonidin pharmazeutische Bedeutung. Es handelt sich dabei um Isomerenpaare, die durch die Asymmetrie an den C-Atomen 8 und 9 bedingt sind. An den C-Atomen 4 und 3 sind weitere Asymmetriezentren, die aber durch die Fixierung des Chinuclidinrings und durch

Cinchonidin	R = H
Chinin	R = OCH$_3$

Cinchonin   R = H
Chinidin   R = OCH$_3$

die stetige endo-Konfiguration an der Vinyl-Gruppe am C-3 zu keinen weiteren Isomeren führen.

Das Nebenalkaloid Cinchonamin weist auf die Biosynthese der Chininalkaloide aus Tryptophan und einem Monoterpen hin.

Cinchonamin

In der Droge sind die meisten Chinaalkaloide an organische Säuren oder Gerbstoffen der Catechin-Gruppe gebunden, die bis zu 8,0 % in der Droge vorhanden sein können.

Außerdem werden ein bitteres Triterpenglykosid Chinovin bis zu 2,0 %, Sitosterin, Stärke und etwa 3,5 % Mineralstoffe gefunden.

Verwendung. Die Droge und deren Auszüge schmecken bitter (Chinin-HCl wird zur Bitterwertbestimmung herangezogen!). Sie werden deshalb als Bittermittel genutzt zur Steigerung der Magensaftsekretion, die reflektorisch ausgelöst wird und Appetitanregung zur Folge hat.

Ansonsten werden die isolierten Reinalkaloide zur Therapie eingesetzt. Chinin ist ein bewährtes Malariamittel, das besonders die ungeschlechtlichen Formen des Malariaerregers, die Schizonten, durch Hemmung der Stoffwechselvorgänge schädigt. Der Einsatz des Chinins als Malariamittel ist heute weitestgehend durch synthetische Chemotherapeutika substituiert worden, Daneben zeigt Chinin antipyretische und analgetische, lokalanästhetische und sympathikolytische Effekte. Am Uterus wirkt Chinin sensibi-

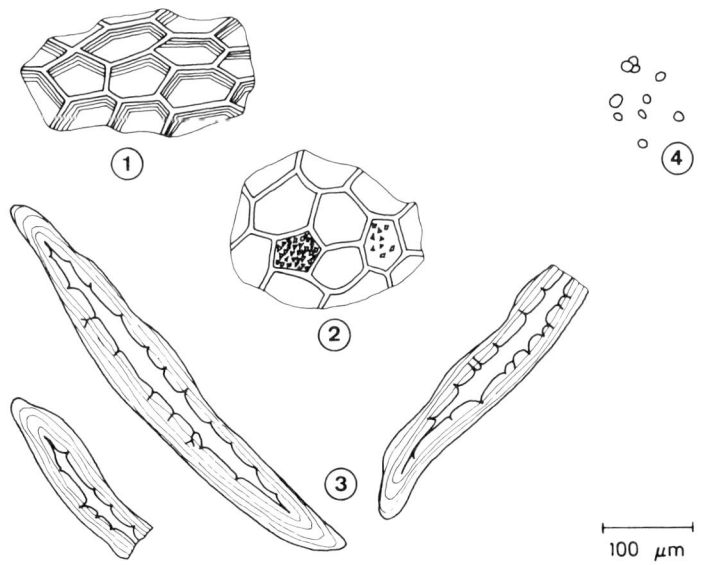

100 μm

Abb. 5.2 Pulver der Chinarinde (Erläuterungen siehe Text)

lisierend und fördert Wehen. Deshalb sind Chininpräparate während der Schwangerschaft kontraindiziert. Am Herzen wird durch Lähmung der Reizbildung die Erregbarkeit des Herzmuskels herabgesetzt. Diese Wirkung ist bei Chinidin ausgeprägter, weshalb es bei Herzarrhythmien und Tachykardien dem Chinin vorgezogen wird.

Makroskopische und mikroskopische Untersuchungen. Die hauptsächlich verwendete Schnittdroge besteht aus 2 bis 5 mm dicken gekrümmten Rindenstücken, die außen einen weißgrauen oder graubraunen Kork mit Längsrunzeln und feineren Querrissen haben, während die Innenfläche glatt, rotbraun und längsgestrichelt ist. Der Bruch ist immer faserig und man erkennt auf der grauen Grundmasse zahlreiche Calciumoxalatsandzellen als weiße Punkte.

Im Pulver (Abb. 5.2) werden die charakterisierenden Bestandteile unter dem Mikroskop sichtbar: (1) Kork in Aufsicht; (2) Bruchstücke der sekundären Rinde mit schwach rötlich-braunen Rindenparenchym und Kristallsandzellen; (3) hellgelbe, spindelförmige und stark getüpfelte Sklerenchymfasern (500 bis 1350 µm lang, 50 bis 70 µm breit); (4) im Wasserpräparat wenige kleine (bis 14 µm), kugelige bis ovale Stärkekörner.

5.3 Alkaloide vom Ornithin-Typ

Die wichtigsten Vertreter dieser Gruppe sind die Tropan-Alkaloide, die hauptsächlich in Solanaceae, aber auch in anderen Familien anzutreffen sind.

Chemisch sind sie Ester des Tropins oder des isomeren Pseudotropins mit organischen Säuren.

Tropin
(Tropan-3α-ol)

Pseudotropin = ψ-Tropin)
(Tropan-3β-ol)

Als Säurekomponenten treten bei den Solanaceen Tropasäure, die durch Wasserabspaltung aus ihr hervorgehende Atropasäure, Tiglinsäure, Isobuttersäure und 2- oder 3-Methylbuttersäure auf.

Tropasäure

Atropasäure

Die Formel des Tropins weist mit seinem Azolidinring (Pyrrolidin) auf die Verwandtschaft zum Prolin hin, die in der Biosynthese bestätigt wird. Ausgangsstoff ist die Aminosäure Ornithin, die durch oxidative Desaminierung zur Pyrrolin-2-carbonsäure, einem dehydrierten Prolin, cyclisiert. Diese Säure lagert unter Kohlendioxidabspaltung Acetessigsäure an und wird zu einer bicyclischen β-Oxocarbonsäure. Decarboxylierung und anschließende Reduktion sowie N-Methylierung führen zum Tropan beziehungsweise Pseudotropan.

Ornithin Pyrrolin-2-carbonsäure

Tropin Pseudotropin

BELLADONNABLÄTTER – Belladonnae folium Ph.Eur. – Folia Belladonnae

Stammpflanze. Die Blattdroge stammt von der in Mitteleuropa und Kleinasien vorkommenden Tollkirsche, *Atropa belladonna* L. (Solanaceae), die als 1 bis 1,5 m hohe Staude alljährlich neu aus dem Wurzelstock austreibt und schwarzviolette, kirschenähnlich aussehende Beeren trägt.

Inhaltsstoffe. Der durchschnittliche Alkaloidgehalt liegt bei 0,2 bis 0,5 %. Er ist starken Schwankungen unterworfen, die zum Teil durch Umwelteinflüsse wie Standort, Klima und Düngung hervorgerufen werden, aber auch vom Zeitpunkt der Ernte und von der Art der Trocknung der Droge abhängig sind.

Hauptalkaloid mit über 70 % Anteil an den Gesamtalkaloiden ist das L-Hyoscyamin, das beim Trocknen und Lagern der Droge in das racemische Gemisch aus L- und D-Hyoscyamin übergehen kann. Das Racemat wird Atropin genannt. Bei der

Belladonnin   L-Hyoscyamin   Scopolamin   Atropamin   Nicotin

Isolierung der Alkaloide aus den Belladonnablättern mittels Alkali wird immer das Racemat Atropin erhalten.

Weitere Alkaloide sind in geringen Mengen vorhanden, wie Scopolamin (= Hyoscin, ein Epoxid des Hyoscyamins), Atropamin (= Apoatropin, das dehydratisierte L-Hyoscyamin) und Belladonnin (ein Diels-Alder-Produkt aus zwei Molekülen Atropamin). Daneben wird auch noch Nicotin gefunden.

Neben den Stickstoffbasen, zu denen auch Abbauprodukte der Alkaloide zählen, werden Cumarin, Flavonglykoside und Gerbstoffe gefunden.

Verwendung. Die Anwendung der Droge wird durch das Hauptalkaloid bestimmt. L-Hyoscyamin und das Racemat Atropin sind Parasympathicolytica, indem sie Acetylcholin von den muskarinischen Rezeptoren verdrängen. Die Folgen sind Beeinflussungen der Drüsentätigkeiten und der glatten Muskulatur, was zu Speichel-, Schweiß- und Magensaftsekretionshemmung führt. Gleichzeitig wird die Kontraktibilität der glatten Muskulatur des Magens , des Darm und der Bronchien eingeschränkt. Diese Wirkungen machen die Droge zu einem geeigneten Spasmolyticum bei allen Krampfzuständen, an denen glatte Muskeln beteiligt sind, wie Gallenblasen- und Magenspasmen, spastische Obstipation und Asthma bronchiale. Im Zentralnervensystem wirken kleine Mengen erregend, große lähmend.

Daneben werden Droge und Hauptalkaloid als Antiemeticum, bei Parkinsonismus und als Mydraticum verwendet. Dabei ist die Pupillenerweiterung meist eine unangenehme und nicht erwünschte Nebenwirkung. L-Scopolamin zeigt gleiche Eigenschaften wie L-Hyoscyamin, nur mit abgeschwächtem peripheren und stärkerem lähmenden Effekt auf das Zentralnervensystem. Deshalb wird es zur Narkosevorbereitung angewandt.

Makroskopische und mikroskopische Untersuchungen. Die Schnittdroge besteht aus grünen bis braungrünen Blatt-

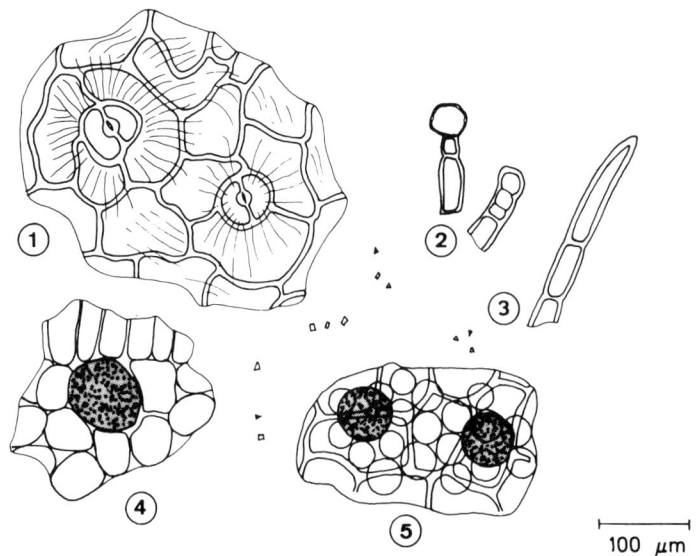

100 μm

Abb. 5.3 Belladonnapulver (Erläuterungen im Text)

stücken, die meist eingerollt und leicht zerbrechlich sind. In der Nähe von Blattnerven kann man Behaarung beobachten. Die mikroskopische Betrachtung lässt sich am besten mit dem Pulver (Abb. 5.3) durchführen, das mit Lactose eingestellt als **Belladonnae pulvis normatus Ph.Eur** offizinell ist. Als charakterisierende Bestandteile können identifiziert werden: (1) Epidermisbruchstücke mit gewellten Zellwänden, welliger Kutikulastreifung und anisocytische Spaltöffnungen; (2) vereinzelte Drüsenhaare; (3) vereinzelte Gliederhaare; (4) sehr charakteristische Blattfragmente im Querschnitt mit Kristallsandzellen, (5) typische Bruchstücke aus dem Mesophyll des Blattes mit Gefäßen und den großen Kristallsandzellen in Aufsicht.

HYOSCYAMUSBLÄTTER – Hyoscyami folium Ph.Eur. – Folia Hyoscyami

Stammpflanze. Die Droge stammt vom Schwarzen Bilsenkraut, *Hyoscyamus niger* L. (*Solanaceae*), einer Pflanze, die in ganz Europa, in West- und Nordasien, in Indien und Nordafrika, aber auch in Nordamerika und Australien anzutreffen ist.

Inhaltsstoffe. Der Alkaloidgehalt schwankt zwischen 0,03 und 0,17 %. Hauptalkaloide sind L-Hyoscyamin mit rund 48 % und Scopolamin mit rund 40 % des Gesamtalkaloidgehaltes. Als Nebenalkaloide sind Atropamin und Cuskhygrin isoliert worden.

Cuskhygrin

Neben den Alkaloiden werden wie bei den Belladonnablättern eine Reihe flüchtiger Amine nachgewiesen, die als Abbau- oder Ausgangsprodukte der Alkaloide anzusehen sind. Weitere Bestandteile sind Cumarin, Flavonglykoside und Gerbstoffe.

Verwendung. Da auch bei Hyoscyamusblättern L-Hyoscyamin und Scopolamin die wirkungsbestimmenden Bestandteile sind, wird auch diese Droge als Parasympathicolyticum eingesetzt, hauptsächlich bei Spasmen des Magen-Darm-Traktes sowie der ableitenden Harnwegen.

Makroskopische und mikroskopische Untersuchungen. Die grünen bis grünbraunen Blattstücke der Schnittdroge zeigen weiche und pflaumige Behaarung und zum Teil den stark entwickelten Hautnerv. Mikroskopisch lassen sich im Pulver (Abb. 5.4), das mit Lactose eingestellt als **Hyoscyami pulvis normatus Ph.Eur.** offizinell ist, die charakterisierenden Merkmale der Pflanze identifizieren: (1) Epidermisbruchstücke mit anisocytischen Spaltöffnungen; (2) Parenchymgewebe mit Calciumoxalatprismen führenden Zellen; (3) Blattfragmente mit durchscheinende Calciumoxalatprismen der Schwammparenchymzellen; (4) Bruchstücke von Gliederhaaren und (5) Drüsenhaare.

STRAMONIUMBLÄTTER – Stramonii folium Ph.Eur. – Folia Stramonii

Stammpflanze. Die Droge wird von dem in Westasien heimischen, inzwischen über fast alle Erdteile verbreiteten Gemeinen Stechapfel, *Datura stramonium* L. (Solanaceae) geliefert.

Inhaltsstoffe. Der Gesamtalkaloidgehalt beträgt 0,2 bis 0,5 %, ist starken Schwankungen unterworfen, die zum Teil klimatisch bedingt sind. Auch hier sind L-Hyoscyamin und Scopolamin die Haupt-

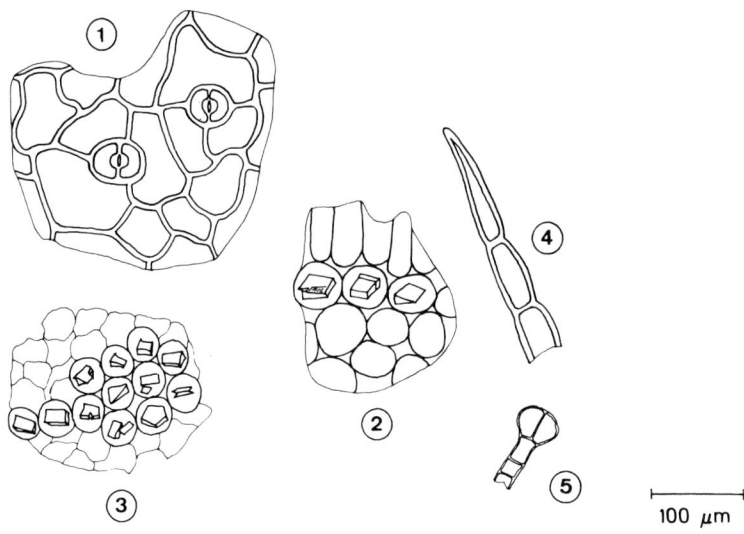

Abb. 5.4 Hyoscyamuspulver (Erläuterungen siehe Text)

alkaloide, wobei junge Pflanzen hauptsächlich Scopolamin, ältere Hyoscyamin liefern. Als Nebenalkaloide sind Cuskhygrin und Tigloylmeteloidin gefunden worden, wobei letzteres ein Ditigloylester des Pseudotropans ist.

Tigloylmeteloidin

Neben den Alkaloiden sind unter anderem Gerbstoffe (1,7 bis 5 %), Spuren ätherisches Öl und Flavon-Derivate in der Droge enthalten.

Verwendung. Wie die beiden anderen Solanaceen-Drogen Belladonnablätter und Hyoscyamusblätter werden auch die Stechapfelblätter als Parasympathicolyticum bei Spasmen des Magen-Darm-Taktes, der Harnwege und des Bronchialtraktes eingesetzt.

Makroskopische und mikroskopische Untersuchungen. Die brüchigen Blattstücke der Schnittdroge sind auf der Oberseite dunkelbraungrün bis tief graugrün. Die Unterseite ist dagegen heller und matter. Nur junge Blätter zeigen eine filzige Behaarung, ältere sind kahl. Auch hier kann die mikroskopische Betrachtung des Pulverpräparates (mit Lactose eingestellt als **Stramonii pulvis normatus Ph.Eur.** offizinell) zur Identifikation des Blattes führen (Abb. 5.5): (1) Epidermisbruchstücke mit schwach welligen Zellen und zahlreichen anisocytischen Spaltöffnungen; (2) mehrzellige Gliederhaare, (3) vereinzelt Drüsenhaare; (4) charakteristische Blattfragmente im Querschnitt mit Calciumoxalatdrusen in den Mesophyllzellen und (5) Blattbruchstücke mit Kristallzellen in Aufsicht, Leitbündel durchscheinend, Kristallzellen nicht an den Gefäßen anliegend.

Neben den offizinellen Drogen sollten noch die **Kokablätter** von *Erythroxylum coca* LAM. (*Erythroxylaceae*) erwähnt

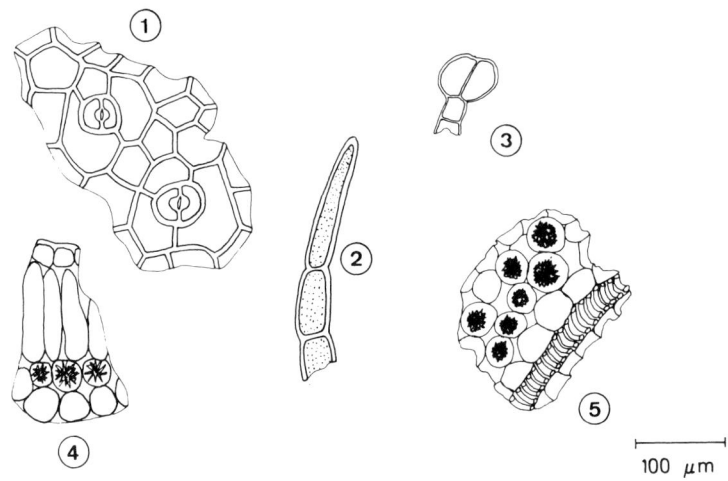

Abb. 5.5 Stramoniumpulver (Erläuterungen siehe Text)

werden, deren Hauptalkaloid, das Cocain, ebenfalls ein Tropan-Derivat ist. Wie die Formel zeigt, handelt es sich um einen Benzoesäureester des Methylecgonins.

Cocain

Cocain, das der BTM-Verordnung unterliegt, lähmt die sensiblen Nervenendigungen und wirkt gleichzeitig gefäßverengend. Aufgrund der euphorisierenden Wirkung nach peroraler oder parenteraler Applikation wird Cocain nur noch als Oberflächenanästheticum in der HNO-Praxis angewandt.

Damit ist der Katalog der offizinellen Drogen abgeschlossen, die als Alkaloiddrogen noch im Gebrauch sind, der Katalog der Alkaloide noch lange nicht. Das Kapitel über Alkaloide soll aber nicht abgeschlossen werden ohne den Hinweis auf vier Alkaloide, die als Monographien ein einigen Pharmakopöen zu finden sind.

Pilocarpin leitet sich vom Histidin ab und wird isoliert aus **Folia Jaborandi** (*Pilocarpus microphyllus* Stapf, Rutaceae).

Coffein, Theophyllin und **Theobromin** leiten sich vom Purin ab und werden aus **Semen Coffeae** (*Coffea*-Arten, Rubiaceae), **Folia Theae** (*Camellia sinensis* (L.) O.Kuntze, Theaceae), **Folia Mate** (*Ilex paraguariensis* St.Hil., Aquifoliaceae), **Semen Colae** (*Cola*-Arten, *Sterculiaceae*) und **Semen Cacao** (*Theobroma cacao* L., Sterculiaceae) gewonnen.

TEIL III
PRAKTISCHE DROGEN-
UNTERSUCHUNGEN

Einleitung

Das gültige Arzneibuch lässt neben makroskopischen Betrachtungen zur Identifizierung der Drogen mikroskopische Untersuchungen durchführen, weil diese Untersuchungsmethode spezifische Merkmale des zellulären Bereiches sichtbar macht, die zur Identifizierung und zur Reinheitsprüfung notwendig sind (siehe Tab. III.1).

Für die Ausbildung der Pharmazeutisch-Technischen Assistenten wurden für das Praktikum im Rahmen der Drogenkunde 42 Drogen ausgesucht, die nach eigenen Erfahrungen in der Praxis der Apotheke häufiger vorkommen oder aus didaktischen Gründen als Praktikumsdrogen geeignet erscheinen.

Zur Durchführung der mikroskopischen Untersuchungen werden neben dem Mikroskop und dem Spiritusbrenner oder Bunsenbrenner benötigt:

Objektträger (76 × 26 mm), Spatel, Deckgläser (18 × 18 mm), spitze Pinzette, Rasierklingen, Präpariernadel, Skalpell, Leinentuch.

Pulveruntersuchungen

Viele Schnittdrogen lassen sich zerkleinern und werden am besten als mittelfeines Pulver (Sieb 250) mikroskopisch untersucht. Hierzu wird auf den mit einem Leinentuch gereinigten Objektträger ein bis zwei Tropfen Wasser oder 50%iges Glycerol (bei Untersuchungen auf Stärke) oder Chloralhydratlösung gegeben und ein kleine Menge des zu untersuchenden Pulvers gleichmäßig in den Tropfen verteilt. Anschließend wird mit einem Deckglas abgedeckt, indem es dicht neben dem Tropfen mit der Kante aufgesetzt und so weit an den Tropfen herangeführt wird, bis Kontakt besteht. Dann wird das Deckglas vorsichtig unter Vermeidung größerer Luftblasen abgesenkt.

Bei Chloralhydrat-Präparationen wird zur Aufhellung über der Sparflamme des Bunsenbrenners oder des Spiritusbrenners vorsichtig bis zur Blasenbildung erhitzt.

Bei optimalen Präparaten ist gerade so viel Flüssigkeit zwischen Deckglas und Objektträger, dass das Deckglas nicht schwimmt. Zuviel Flüssigkeit wird mit einem Streifen Filterpapier seitlich abgesaugt, bis ein optimales Präparat vorliegt. Ist das Präparat zu trocken, was oft nach Erhitzen von Chloralhydrat-Präparationen vorkommt, kann es durch Aufbringen eines Tropfens unter Kontaktbildung mit der Deckglaskante ausgeglichen werden. Dabei wird die Flüssigkeit durch Kapillarkräfte zwischen Deckglas und Objektträger gesaugt. Bei diesem Vorgang sollte vermieden werden, dass auf dem Deckglas Flüssigkeitsreste verbleiben, und wenn, müssen sie mit Filterpapier entfernt werden, um die Mikroskopie nicht zu behindern.

Die mikroskopische Untersuchung soll immer mit der schwächsten Vergrößerung beginnen, um sich einen Überblick über das Präparat zu verschaffen. Anschließend können nach Bedarf mit stärkeren Vergrößerungen Einzelheiten betrachtet werden.

Schnittpräparate

Je nach Art des zu schneidenden Präparates sollte die Objekte vorbehandelt werden. Bei trockenen Rinden, Wurzeln und Rhizomen empfiehlt sich ein Einlegen geeigneter Stücke in ein aus gleichen Teilen bestehendes Ethanol-Glycerol-Wasser-Gemisch.

Nach circa einem halben Tag sind die Objekte schnittfähig. Bevor man Feinschnitte anfertigt, müssen die Oberflächen sprich Schnittflächen durch Grobschnitte mit dem Skalpell glatt gemacht werden. Das Untersuchungsmaterial wird dann mit den Fingern so festgehalten, dass es ein wenig über die Fingerkuppen herausragt. Auf die vorbereitete Schnittfläche wird eine neue (=scharfe) Rasierklinge aufgelegt und mit leichtem Druck zum Körper hingezogen.

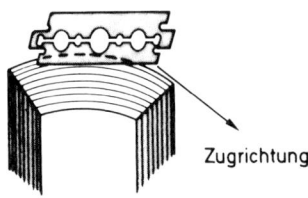

Zugrichtung

Der so angefertigte Schnitt wird sofort auf einen vorbereiteten Objektträger übertragen und nach der oben unter Pulver angegebenen Methode behandelt.

Dünne Pflanzenteile bedürfen bei der Schnittherstellung oft einer mechanischen Stützung. Bei Laubblättern erreicht man dies mit einer Einrollung oder Paketbildung mehrerer Blätter übereinander oder durch Einlegen in eine längshalbierte Holundermarkstange oder in feinkörnige Styroporstücke oder Korkstopfen. Abschließend kann der Schnitt wie in der Abbildung gezeigt durchgeführt werden. Prinzip bei der Anfertigung von Schnitten

sollte sein, dass man, um Auswahl zu haben, mehrere Schnitte gleichzeitig herstellt.

Von den Schnittrichtungen werden zwei Schnittarten unterschieden:

Querschnitt. Schnittführung im Winkel von 90° zur Hauptachse der Pflanze.

Längsschnitt. Schnittführung parallel zur Hauptachse:

- Der **radiale Längsschnitt** geht durch den Mittelpunkt einer Wurzel oder eines Rhizoms.
- Der **tangentiale Längsschnitt** wird parallel zum radialen Schnitt in den Randgebieten der Wurzel oder des Rhizoms durchgeführt.
- Der **Oberflächenschnitt** ist eine Sonderform des tangentialen Längsschnitts bei Blattorganen.

Um einzelne Bestandteile besser sichtbar zu machen, bieten sich einige Anfärbemöglichkeiten an. Die Technik dazu sieht so aus: Auf dem Objektträger wird neben dem Deckglas ein Tropfen des Anfärbereagenz aufgetragen und ein Kontakt mit der Kante des Deckglases hergestellt. Mit einem Stück Filterpapier saugt man das Reagenz von der gegenüberliegenden Seite des Deckglases in das zu untersuchende Material unter dem Deckglas.

Als Selbstkontrolle dessen, was man sieht und erkennt, und als Dokumentation des Gesehenen ist das Zeichnen aufzufassen. Zeichnungen sind grundsätzlich mit dem Bleistift anzufertigen. Die Linien sollten glatt durchgezogen und nicht gestrichelt werden. Alle Zeichnungen sollten so groß angelegt werden, dass Details noch gut erkennbar sind. Zur Dokumentation gehört die Beschriftung des Gezeichneten. Bei der Anfertigung sollte möglichst eine naturgetreue Wiedergabe erfolgen. Dabei ist nicht auszuschließen, dass in Bereichen, in denen der Schnitt undeutlich wird, eine gewisse Schematisierung und Manipulation, aber nur im Sinne der Natur, erfolgen muss. Um naturgetreu zu zeichnen, ist es wichtig, die Proportionen einzuhalten. Dies gilt besondern für die Stärke der Zellwände. Bei stark verdickten Wänden, zum Beispiel der Gefäße, empfiehlt es sich, die Mittellamelle mit einzuzeichnen, so dass drei Konturen für die aneinanderstoßenden Wände zweier Gefäße nötig werden. Bei normalen verdickten Zellwänden reichen zwei Konturen, bei dünnen Zellwänden sollte nur eine Kontur gezeichnet werden. Es bedarf einiger Übung, diese verschiedenen Wandstärken miteinander zu kombinieren. Die Zeichnungen des Buches sollen dafür eine Anleitung sein.

Reagenzien für mikroskopische Untersuchungen

Chloralhydrat-Lösung DAB. 100 g Chloralhydrat werden in 100 ml Wasser gelöst. Diese Lösung dient zur Aufhellung des Präparates und löst die Stärke beim Erhitzen auf.

Eisen(III)-chlorid-Lösung R 1 DAB. 10,5 Eisen(III)-chlorid werden in 100 ml Wasser gelöst. Mit dieser Lösung lassen sich Gerbstoffe durch braune, blaue, grüne oder schwarze Fällungen sichtbar machen.

Iod-Lösung DAB. Die Lösung von 2 g Iod und 4 h Kaliumiodid in 10 ml Wasser wird mit Wasser zu 100 ml verdünnt. Diese Lösung dient zum Nachweis der Stärke durch blaue bis blauschwarze Färbung.

Phloroglucin-Lösung DAB. 1 %ige Lösung in (G/V) in Ethanol.

Perchlorsäure DAB. Diese beiden Reagenzien dienen zum Nachweis von Lignin. Das Präparat wird mit Phloroglucin-Lösung befeuchtet und nach der Alkoholverdunstung mit Perchlorsäure behandelt. Verholzte Wände zeigen Rotfärbung.

Tusche DAB. 1 ml schwarze chinesische Tusche (Handelsware) wird mit 2 ml Wasser verdünnt. Diese Verdünnung dient dem Schleimnachweis. Das trockene Untersuchungsmaterial wird in einem Tropfen Tusche verteilt: gequollener Schleim erscheint weiß auf schwarzem Grund im Mikroskopbild.

Thionin-Lösung. 0,2 %ige Lösung (G/V) in Ethanol 35 % (V/V). Mit dieser Lösung werden Schleimkörper in dunkelblauer Lösung rosa gefärbt.

Sudan-III-Glycerol DAB. 0,5 g Sudan-III werden mit 50 ml Ethanol zum Sieden erhitzt, nachdem Abkühlen wird filtriert und das Filtrat mit Glycerol 85 % zu 100 ml aufgefüllt. Diese Lösung dient dem Nachweis von Suberin, Kutin, fetten und ätherischen Ölen.

Zur Unterstützung des Auszubildenden sind in Tab. III.1 die Pulveranalysen der 42 Praktikumsdrogen zusammengefasst, die ihm bei unbekannten Pulveranalysen behilflich sein soll, schnell durch Ausschlussverfahren die möglichen Drogen einzugrenzen. Der besseren Übersicht wegen ist Tab. III.1 nach Pflanzenorganen geordnet und deshalb die lateinischen Bezeichnungen gewählt worden. Dieser Pulverschlüssel macht deutlich, dass neben den mikroskopischen Untersuchungen die Sinnesprüfungen nicht vernachlässigte werden dürfen. Oft geben Geschmack, Geruch und Farbe Anhaltspunkte für die Identität einer Droge, die durch das mikroskopische Bild nur noch bestätigt werden.

Da zur qualitativen Beurteilung von Schleimdrogen die Quellungszahl und von Bitterdrogen der Bitterwert gehören, werden die beiden Untersuchungsmethoden noch näher beschrieben.

Quellungszahl DAB

Die Quellungszahl ist gleich dem Volumen in Milliliter, die 1,00 g Droge von bestimmtem Zerkleinerungsgrad nach dem Quellen in einer wasserhaltigen Flüssigkeit nach vier Stunden einnimmt.

Geräte. Verschließbarer Messzylinder 25 ml mit 0,5 ml-Einteilung von 0 bis 25 ml.

Substanzen. Ethanol 96 %, Wasser.

Durchführung. 1,00 g (falls nicht anders angegeben) Ganzdroge oder nach den Angaben der Monographie gepulverte Droge wird in dem Messzylinder mit 1,0 ml Ethanol befeuchtet und mit 25 ml Wasser versetzt. Die Probe wird während einer Stunde in 10-Minuten-Abständen kräftig geschüttelt. Nach weiteren drei Stunden wird das Volumen der abgesetzten Droge einschließlich des anhaftenden Schleimes abgelesen. Größere Flüssigkeitsvolumina in der Drogenschicht oder auf der Flüssigkeitsoberfläche schwimmende Drogenteilchen sind etwa 1,5 Stunden nach Absetzen der Probe durch Drehen des Messzylinders um die Längsachse zu beseitigen.

Die Quellungszahl wird als Mittelwert aus drei Parallelversuchen ermittelt.

Bitterwert DAB

Der Bitterwert ist gleich dem reziproken Wert derjenigen Konzentration einer Substanz oder Droge, in der sie eben noch bitter schmeckt. Vergleichssubstanz ist Chininhydrochlorid mit einem Bitterwert von 200 000.

Geräte. Bechergläser und Reagenzgläser

Substanzen. Chininhydrochlorid-Lösung (0,1 %), Wasser.

Durchführung. 1,0 Chinin-HCl-Lösung mit Wasser auf 100 ml verdünnen, anschließend davon eine Verdünnungsreihe herstellen, beginnend mit 4,2 ml bis 5,8 ml in Abstufungen von 0,2 ml jeweils auf 10,0 ml verdünnt.

Die Geschmacksprüfung wird mit 10,0 ml der einzelnen Verdünnungen vorgenommen.

Diese werden 30 Sekunden lang im Mund hin und her bewegt, beginnend mit der geringsten Konzentration. Anschließend wird ausgespuckt und eine Minute abgewartet, ob eine Bitterempfindung aufritt. Ist das nicht der Fall, wird der Mund mit Wasser ausgespült und nach 10 Minuten zur nächst höheren Konzentration übergegangen.

Zur Berechnung des individuellen Korrekturfaktors wird die niedrigste eben noch als bitter empfundene Grenzkonzentration verwendet:

K = 5,00 / n

n = ml Stammlösung in der als noch bitter empfundenen Verdünnung

Bitterwert der Drogen. Falls nicht anders angegeben, wird 1,00 g gepulverte Droge (710) mit 1000 ml siedendem Wasser übergossen, 30 Minuten unter häufigen Umrühren auf dem Wasserbad extrahiert und nach dem Erkalten auf 1000 ml wieder aufgefüllt und filtriert. Die ersten

20 ml des Filtrates werden verworfen. Unter Berücksichtigung des individuellen Korrekturfaktors K wird ein äquivalenter Teil des Filtrates mit Wasser auf die Konzentration verdünnt, die dem als Mindestanforderung genannten Bitterwert entspricht. 10,0 ml dieser Verdünnung müssen noch bitter schmecken.

Tab. III.1 Pulveranalysen der 42 Praktikumsdrogen nach Organen geordnet (Cortex, Folia usw.)*

Droge		Farbe	Geruch	Ge-schmack	Ca-Ox-Kristalle	Spalt-öffnun-gen	Haare	Stärke
Cortex Chinae	(S. 128)	rotbraun	eigenartig	stark bitter adstrin-gierend	Kristall-sand	–	–	++ bis 14 µm
Cortex Cinnamomi	(S. 80)	hellbraun	würzig	aroma-tisch etwas brennend	+ na	–	–	+ 12–20 µm
Cortex Frangulae	(S. 112)	grünlich-gelblich braun	eigen-artig	schlei-mig-süß-lich etwas bitter	+ dr pr	–	–	+ ca. 3 µm
Cortex Quercus	(S. 121)	rötlich braun	loheartig	adstrin-gierend bitter	+ dr pr	–	–	–
Cortex Rhamni pursh.	(S. 113)	gelblich-braun olivbraun	eigenartig	bitter	+ dr pr	–	–	+ ca. 8 µm
Flores Arnicae	(S. 76)	bräunlich-gelb	schwach aromatisch	herb-bitter	–	ano	Glieder-Zwillings-	–
Flores Chamomillae	(S. 74)	gelblich-braun	aromatisch	aroma-tisch schleimig	+ kleine dr	ano	–	–
Flores Sambuci	(S. 107)	bräunlich-gelb	charakte-ristisch	schlei-mig süßlich kratzend	+ Kristall-sand	ano	–	–

* Zeichen und Abkürzungen s. S. 153

Tab. III.1

Kork	Fa-sern	Kristall-zell-reihen	Pollen	Drüsen-Schup-pen-Haare	Stein-zellen	Schleim-zellen	Lipide/Öltropfen	weitere charakte-risierende Merk-male der Droge
+	Bast-+	–	–	–	–	–	–	keine Oxalatdrusen keine Steinzellen
–	Bast-++	–	–	–	++ gleichm. verdickt	–	–	Chinazimt hat da-gegen Kork und un-gleichmäßig ver-dickte Steinzellen
+	Bast-++	++	–	–	–	+	–	schizogene Schleim-gänge; BORNTRÄ-GER-Reaktion: rot
+	Bast-++	++	–	–	+	–	–	sehr wenige runde Stärkekörner kön-nen gefunden wer-den; mit FeCl$_3$ → blaugrün; Kristall-zellreihen mit Oxprismen
+	Bast-++	++	–	–	+	–	–	Kristallzellreihen mit Oxprismen; Parenchymzellen mit Oxdrusen; BORNTRÄGER-Reaktion: rot
–	–	–	++ 35 µm	-Haare	–	–	+ Corollen	Endothecium mit Querwänden ver-dickt; Fruchtwand oft mit braunen Exkretausscheidun-gen (Phytomelan); Pappusborsten
–	–	–	++ 25 µm	-Haare	+	+ Frucht-wand	–	Pollen mit stacheli-ger Exine; Steinzell-ring an der Frucht-knotenbasis; Endo-thecium mit paralle-len Querleisten
–	–	–	+ ca 20 µm	–	–	–	–	Pollen glatt mit 3 Keimporen; Endo-thecium bügelför-mig verdickt

Tab. III.1 (1. Fortsetzung)

Droge		Farbe	Geruch	Ge-schmack	Ca-Ox-Kristalle	Spalt-öffnun-gen	Haare	Stärke
Flores Tiliae	(S. 103)	gelblich-bräunlich	schwach würzig	schwach würzig	+ dr in Kelchbl.	ano	Büschel-Woll-	–
Folia Belladonna	(S. 131)	bräunlich-grün	eigenartig	schwach bitter	Kristall-sand	ani	selten Glieder-	–
Folia Betulae	(S. 107)	graugrün	aromatisch eigenartig	bitter	+ dr pr	ano	(Deck-)	–
Folia Crataegi cum floribus	(S. 105)	gelblich-braun	eigenartig	schwach süßlich	+ dr in Kelchbl.	ano	Deck-	–
Folia Digitalis	(S. 49)	gelblich bis dunkelgrün	–	widerlich bitter	–	ano	Glieder-	–
Folia Farfarae	(S. 23)	gelblich-graugrün	honigartig	schleimig süßlich	–	ano	Woll- bis 250 µm	–
Folia Hyoscyami	(S. 133)	graugrün grün	widerlich unange-nehm	bitter scharf	+ pr	ani	Glieder-	–
Folia Melissae	(S. 79)	grün	zitronen-artig	würzig	–	dia	Glieder-Eckzahn-	–
Folia Menthae pip.	(S. 78)	grün bräunlich-grün	stark aromatisch	würzig, später kühlend	–	dia	Glieder-	–

Tab. III.1

Kork	Fasern	Kristall-zell-reihen	Pollen	Drüsen-Schup-pen-Haare	Stein-zellen	Schleim-zellen	Lipide/Öltropfen	weitere charakterisierende Merkmale der Droge
–	selten +	selten +	+ ca 45 µm	–	–	+	–	Pollen mit feinpunktierter Exine und drei Austrittsstellen
–	–	–	–	selten -Haare	–	–	–	vereinzelt auch Drusen und Prismen vorhanden
–	–	–	–	-Schuppen	–	+	–	Deckhaare nur bei B. pubescens; Schleim in der Epidermis; Drüsen schuppen mit verkorkten Zellen
–	–	–	+ ca 45 µm	–	–	–	–	Deckhaare meist einzellig mit getüpfelter Basis; Corollenepidermiszellen mit Wandsepten und Kutikularstreifung; Pollen glatt. Blätter mit zweischichtigem Palisadenparenchym
–	–	–	–	vereinzelt -Haare	–	–	+	Gliederhaare mit kollabierten Zellen
–	–	–	–	–	–	–	–	Palisadenzellen 3–4schichtig mit Inulin-Kristallaggregaten
–	–	–	–	wenige -Haare	–	–	–	vereinzelt auch Kristallsand und Drusen vorhanden
–	–	–	–	-Haare -Schuppen 8zellig	–	–	–	Eckzahnhaare einzellig
–	–	–	–	-Haare -Schuppen 8zellig	–	–	+	Palisadenzellen mit Hesperidinsphärite

Tab. III.1 (2. Fortsetzung)

Droge		Farbe	Geruch	Ge-schmack	Ca-Ox-Kristalle	Spalt-öffnun-gen	Haare	Stärke
Folia Rosmarini	(S. 71)	graugrün	aromatisch	scharf bitter	–	dia	Büschel-	–
Folia Salviae	(S. 73)	hellgrau- bis bräun- lich grün	würzig	schwach bitter	–	dia	Glieder-	–
Folia Sennae	(S. 114)	gelblich grün	eigenartig	erst süß- lich dann bitter kratzend	+ dr	para	Knie-	–
Folia Stramonii	(S. 133)	graugrün- grün	etwas widerlich	bitter	+ dr	ani	Glieder-	–
Folia Uvae ursi	(S. 41)	grün	–	zusam-menzie-hend schwach bitter	+ pr	ano großer Vorhof	–	–
Fructus Anisi	(S. 88)	grau-grünlich-braun	würzig	würzig etwas süßlich	+ kleine dr Endosperm	selten ano	ein-zellige	–
Fructus Carvi	(S. 90)	gelbbraun	aromatisch	würzig	+ kleine dr Endo-sperm	selten ano	–	–
Fructus Foeniculi	(S. 91)	grünlich-graubraun	würzig	würzig etwas süßlich fast bren-nend	+ kleine dr Endo-sperm	selten ano	–	–
Fructus Juniperi	(S. 94)	bräunlich	aromatisch	süß würzig	+ pr	–	–	–

Tab. III.1

Kork	Fasern	Kristall-zell-reihen	Pollen	Drüsen-Schuppen-Haare	Stein-zellen	Schleim-zellen	Lipide/ Öltropfen	weitere charakterisierende Merkmale der Droge
–	–	–	–	-Haare -Schuppen 8zellig	–	–	–	Epidermis verdickt mit dicker Kutikularschicht; Hypodermis verdickt, getüpfelte Palisaden vielschichtig
–	–	–	–	-Haare -Schuppen 8zellig	–	–	–	Basiszelle der Gliederhaare ist dickwandig
–	Sklerenchym	++	–	–	–	+	–	Kristallzellreihen mit Oxprismen; Epidermiszellen mit Schleim; BORNTRÄGER-Reaktion: rot
–	–	–	–	selten -Haare	–	–	–	vereinzelt Kristallsand und Prismen vorhanden
–	–	+	–	–	–	–	+	Palisadenschicht dreizellig; Epidermis mit Kutikularrissen
–	+ Sklerenchym	–	ganz selten	–	–	–	+ Endosperm	gelbliche Ölgänge mit Querzellen; Haare mit warziger Kutikula
–	wenige – + Sklerenchym	–	–	–	+ selten	–	+ Endosperm	gelbbraune breite Ölstriemen mit Querzellen und verharztem Exkret
–	wenige – + Sklerenchym	–	–	–	–	–	+ Endosperm	gelbbraune Exkretgänge mit Fruchtwandepidermis als „Parkettzellen"; Mesocarpgewebe mit netzförmig verdickten Zellen
–	–	–	–	–	+ Ca-oxalat	–	+ Endosperm	Idioblasten („Tonnenzellen"); Epidermis mit braunem Inhalt

Tab. III.1 (3. Fortsetzung)

Droge		Farbe	Geruch	Ge-schmack	Ca-Ox-Kristalle	Spalt-öffnun-gen	Haare	Stärke
Herba Absinthii	(S. 84)	grau- bis bräunlich-grün	aromatisch	aroma-tisch, stark bitter	+ kleine dr in Blättern	ano	T-Haare Spreu-	–
Herba Centaurii	(S. 64)	fahlgrün bis bräun-lich	schwach eigenartig	bitter	+ kleine pr	ani	–	–
Herba Equiseti	(S. 61)	graugrün	–	zusam-menzie-hend schwach salzig	–	para	–	–
Herba Hyperici	(S. 117)	gelbbraun	schwach, eigenartig würzig	herb-bitter	–	ani	–	–
Herba Thymi	(S. 92)	grünlich-bräunlich-grün	aromatisch	aroma-tisch etwas scharf	+ kleine na Glieder-haare	dia	Glieder-Eckzahn-Knie-	–
Radix Althaeae	(S. 19)	gelblich-weiß	schwach eigenartig	schlei-mig	+ dr	–	–	++ 3–25 µm
Radix Gentianae	(S. 63)	gelb bis gelbbraun	dumpfer	bitter	+ na	–	–	–
Radix Ipecacuanha	(S. 126)	hellgrau-gelblich-braun	eigenartig	wider-lich bitter	+ na	–	–	+ ca 20 µm
Radix Levistici	(S. 96)	gelblich-braun	aromatisch Maggi-ähnlich	erst süßl. dann würzig etwas bitter	–	–	–	+ 2,5–16 µm
Radix Liquiritiae	(S. 57)	bräunlich gelb	–	süß	+ pr	–	–	++ 5–20 µm

Tab. III.1

Kork	Fasern	Kristall-zellreihen	Pollen	Drüsen-Schuppen-Haare	Steinzellen	Schleimzellen	Lipide/Öltropfen	weitere charakterisierende Merkmale der Droge
–	–	–	+ 18-25 µm	selten -Haare	–	–	–	Die T-Haare haben 2 Stielzellen; Pollen triporat oft in Paketen
–	–	–	+ 30 µm	–	–	–	–	kleine (250 µm) Samen mit Netzstruktur; netzig verdicktes Endothecium; Oxalatkristalle in den Palisadenzellen der Blätter
–	Faserbündel	–	–	–	–	–	–	Spaltöffnungen charakteristisch von Nebenzellen überwölbt, strahlige Verdickung
–	+ Fruchtknoten	–	+ 20–28 µm	–	–	–	–	Hypericinbehälter im Mesophyll und Exkretbehälter
–	–	–	+ ca 35 µm	-Schuppen 12-zeilig	–	–	–	Kniehaare zweizellig abgeknickt; Eckzahnhaare einzellig
+	++	–	–	–	–	+	–	Fasern mit spitzen o. gegabelten Enden
+	–	–	–	–	–	–	+	intraxyläre Phloembündel
+	Holz- +	–	–	–	–	–	–	Stärke zusammengesetzt; Oxnadeln als Raphiden (80 µm lang) im Rindenparenchym
+	–	–	–	–	–	–	–	Ersatzfasern mit deutlich gestreifter Wandtextur
(+)	+	+	–	–	–	–	–	Kork meistens nicht vorhanden, da Handelsdroge geschält

Tab. III.1 (4. Fortsetzung)

Droge		Farbe	Geruch	Ge-schmack	Ca-Ox-Kristalle	Spalt-öffnun-gen	Haare	Stärke
Radix Primulae	(S. 56)	schmutzig weiß	schwach	kratzend	–	–	Wurzel-haare	++ 5–10 μm
Radix Ratanhiae	(S. 122)	braunrot	–	adstrin-gierend	+ pr	–	–	+ 4–30 μm
Radix Rhei	(S. 110)	orange- bis braungelb	charakte-ristisch	schwach bitter	++ große dr	–	–	++ bis 35 μm
Radix Valerianae	(S. 97)	graugrün	intensiv charakte-ristisch	süßlich campher-artig etwas bitter	–	–	Wurzel-haare	+ ca 10 μm
Rhizoma Calami	(S. 85)	weißlich gelb	würzig	würzig bitter	+ pr	–	–	+ 3–10 μm
Semen Lini	(S. 21)	hellbraun gesprenkelt	–	schlei-mig ölig	–	–	–	–

Tab. III.1

Kork	Fasern	Kristallzellreihen	Pollen	Drüsen-Schuppen-Haare	Steinzellen	Schleimzellen	Lipide/Öltropfen	weitere charakterisierende Merkmale der Droge
+	–	–	–	–	nur bei P. elatior	–	–	Rindenparenchym mit manchmal erkennbarer Fibrillentextur
+	Bast- +	–	–	–	–	–	–	Stärke zusammengesetzt; mit $FeCl_3$ → grünblau
+	–	–	–	–	–	–	–	Oxalatdrusen bis 150 µm; rötlicher Kork; BORNTRÄGER-Reaktion: rot
+	–	–	–	–	+	–	–	Parenchym mit rundlich polygonalen Zellen, die oft bräunlichen Inhalt besitzen
selten	+ + Sklerenchym selten	+ selten	–	–	–	–	–	Aerenchym: große Interzellularen, Sekretzellen mit gelbem Inhalt
–	Sklerenchymschicht	–	–	–	–	+ Schleim-Epidermis	++ Endosperm	Pigmentzellen

Zeichen und Abkürzungen:

–	nicht vorhanden oder nicht auffällig	dr	Drusen
+	wenig vorhanden, aber auffällig	pr	Prismen
++	viel vorhanden	na	Nadeln
ano	anomocytisch	dia	diacytische
ani	anisocytisch	para	paracytische

WEITERFÜHRENDE LITERATUR

Adam, K.P., H. Becker (Hrsg.) (2000), Analytik biogener Arzneistoffe (Pharmazeutische Biologie, Band 4), Wissenschaftliche Verlagsgesellschaft mbh, Stuttgart

Becker, H.; J. Reichling (1999), Grundlagen der Pharmazeutischen Biologie, 4. Auflage, Wissenschaftliche Verlagsgesellschaft mbH, Stuttgart

Deutsches Arzneibuch 2002, Deutscher Apotheker Verlag, Stuttgart; Govi-Verlag, Frankfurt

Deutscher Arzneimittel-Codex (2000). Govi-Verlag, Frankfurt; Deutscher Apotheker Verlag, Stuttgart

Eschrich, W. (1999), Pulver-Atlas der Drogen der deutschsprachigen Arzneibücher, 7. Auflage, Deutscher Apotheker Verlag, Stuttgart

Europäisches Arzneibuch, 4. Ausgabe, Grundwerk 2002, Deutscher Apotheker Verlag, Stuttgart; Govi-Verlag, Frankfurt

Leistner, E., S.-W. Breckle (2000), Pharmazeutische Biologie – Grundlagen und Systematik (Pharmazeutische Biologie, Band 1), 6. Auflage, Wissenschaftliche Verlagsgesellschaft mbH, Stuttgart

Hänsel, Keller, Rimpler, Schneider (Hrsg.) (1989–1995), Hagers Handbuch der Pharmazeutischen Praxis, 5. Auflage, Bde 4 -6, Springer Verlag, Berlin

Hohmann, B., G. Reher, E. Stahl-Biskup (2001), Mikroskopische Drogenmonographien der deutschsprachigen Arzneibücher. (Pharmazeutische Biologie, Band 3), Wissenschaftliche Verlagsgesellschaft mbH, Stuttgart

Nultsch, W. (1995), Mikroskopisch-Botanisches Praktikum, 10. Auflage, Georg Thieme Verlag, Stuttgart

Schneider, G., K. Hiller (1999), Arzneidrogen, 4. Auflage, Spektrum Akademischer Verlag, Heidelberg/Berlin

Teuscher, E. (1997), Biogene Arzneimittel, 5. Auflage, Wissenschaftliche Verlagsgesellschaft MbH, Stuttgart

Wagner, H. (1999), Arzneidrogen und ihre Inhaltsstoffe (Pharmazeutische Biologie, Band 2) 6. Auflage, Wissenschaftliche Verlagsgesellschaft mbH, Stuttgart

Wichtl, M. (Hrsg.) (2002), Teedrogen und Phytopharmaka, 4. Auflage, Wissenschaftliche Verlagsgesellschaft mbH, Stuttgart

SACHREGISTER